CIENCIA MÉDICA Y BRUJERÍA

CIENCIA MÉDICA Y BRUJERÍA

COMO EVITAR ESTAFAS EN LA SALUD

"Diagnóstico y control de las enfermedades impuestas"

HIPÓLITO ANTONIO HORNA SEBASTIÁN

CIENCIA MÉDICA Y BRUJERÍA

Copyright © 2022 Hipólito Antonio Horna Sebastián

Todos los derechos reservados.
ISBN: **ISBN: 9798359138215**

INDICE

Biografía del autor.................................6
Prólogo..7
Breve reseña sobre la brujería....................10
Breve historia de la medicina.....................14
Los inicios..19
Las primeras batallas..............................25
El enfermo agonizante.............................26
Coordinaciones con el hospital de Coina.........29
La batalla del cholerae............................33
Mi retiro del establecimiento.....................61
Un esqueleto viviente..............................64
Usando a las dificultades..........................67
La familia embrujada..............................71
La picadura de sol.................................75
La bruja disfrazada................................80
Una muerte por desconocimiento................88
El silbido del "mal viento" 91
El poder de la plantas medicinales................95
La terquedad costó dos vidas....................100
Un daño para muchos años.....................104
La brujería sacada con bisturí...................109
La picadura de agua..............................112
Como saber si una enfermedad, es brujería.....115
El anciano quemado...............................136
El ayudante de un estafador.....................138
Un falso adivino cae en su misma trampa........141
Entrenado para mentir...........................142
Curanderismo y medicamentos..................145
El día que yo enfermé............................148
Mi retiro de la comunidad.......................153

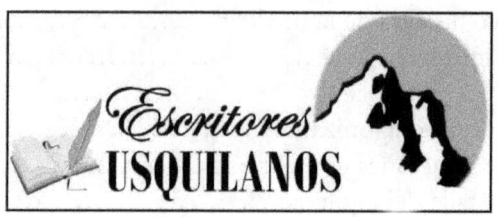

DEDICATORIA

Con mucho cariño dedico esta obra, a mi familia y a todos los pueblos que sufren las necesidades de salud.

A todos los amigos que estuvieron a mi lado en mi formación intelectual desde el principio y me ayudaron a enfrentar las diferentes dificultades de trabajo.

A los profesionales médicos y paramédicos que hicieron de mí, una persona de servicio y dedicación a mi carrera, al trasmitirme sus conocimientos de manera desinteresada.

CONTACTOS DEL AUTOR

FACEBOOK

-Hipólito Antonio Horna Sebastián.

-Asociación de Escritores Usquilanos- Grupo Público

-Superación Personal - Grupo Público.

-Radio Innovación 14.9 - Transmisión Online - Página.

-Plataforma de Comunicación para el Desarrollo Social - Grupo Público.

Biomedic Trujillo – Página sobre salud.

-Usquil, Un Nuevo Destino Turístico - Grupo Público.

-Centro de ayuda al escritor - Grupo Público.

CORREO ELECTRÓNICO

hornasebas_66@hotmail.com
WATSAPP-+51-920682221

BIOGRAFÍA DEL AUTOR

Nací en una zona rural del Perú, con un clima frío y con mucha pobreza. Alejado de la ciudad y, por lo tanto, sin servicios de Salud Pública. Nunca tuve necesidad extrema de alimento porque siempre hubo algo o mucho que comer.

Crecí en medio de las graves necesidades de salud y al igual que todos los niños de mi época, sufrí de muchas enfermedades propias de mi edad y sin atención médica. Los males comunes abundaban en toda la zona y la población solamente se curaba con plantas medicinales, rezos y actos de magia; por lo tanto, eran frecuentes las muertes en todas las edades.

Los procesos infectocontagiosos se multiplicaban en la población, afectando a familias enteras. Muchos de los sobrevivientes se levantaban después de meses de postración y su convalecencia era muy lenta. Sin embargo, existían costumbres en el campo de la salud que, aplicados a su momento, muchas veces mostraban importantes efectos de recuperación y control.

PRÓLOGO

Empiezo por aclarar que no soy médico, pero fui entrenado por profesionales de la salud. Nunca tuve una preparación universitaria. Llevé cursos de medicina y carreras de tres años de nivel técnico en salud humana.

Trabajé en hospitales y recibí entrenamiento práctico por varios profesionales que se dispusieron a ayudarme. Puedo decir que me gradué en el campo de los hechos y fueron mis propios pacientes que me dieron esa calificación, cuando por más veces que le expliqué, casi siempre terminaban llamándome **"Doctor"**.

Por más de 30 años he trabajado en zonas rurales, atendiendo todo tipo de enfermedades y accidentes. También aprendí a colocar inyecciones a la edad de 14 años y lo hice por necesidad y por falta de profesionales de la salud.

Yo llamo **"enfermedad impuesta"**, a esos signos y síntomas encontrados en un individuo, que él mismo le atribuye muy profundamente a un acto de brujería o cualquier otra causa relacionada con lo "diabólico", lo mágico o lo religioso. Los nombres o adjetivos varían mucho de una cultura a otra; al igual que las formas de enfrentar el problema. Pero las mismas personas se plantean esta interrogante: ¿es enfermedad natural? o es un **¡mal puesto!**

La presente obra es un pequeño resumen de las principales actividades que realicé y los diversos casos que atendí en el seno de una sociedad con profundas creencias folclóricas y mágico-religiosas. Muchos de los individuos eran analfabetos y con un escaso nivel de conocimiento sobre la Ciencia Médica en el diagnóstico, tratamiento y control de las enfermedades.

Favorecido por mis conocimientos en medicina humana y muy relacionado con las creencias y costumbres rurales; elaboré un plan de diagnóstico, control y tratamiento de las enfermedades, más o menos distinto a lo que se puede hacer de forma convencional.

Esos planes o protocolos no eran más que **la fusión de la medicina científica y la medicina tradicional centrada en las costumbres de la zona.**

Los resultados fueron de gran importancia porque no solo se logró hacer que la población entienda o empiece a entender las causas y procesos de las enfermedades, sino también se superen las falsas creencias sobre la brujería, permitiendo que los enfermos gasten menos, actúen a tiempo y eviten la larga agonía con una enfermedad que no era lo que pensaban.

Sin embargo, habiendo notado que muchas personas eran reacias para salir de sus creencias, se aplicó un plan diferente **"como para seguirles el juego"** con el objetivo de demostrar la veracidad de los hechos y de esa manera sacarlos de la confusión en la que se encontraban. Así se logró recuperar la salud de muchos, aunque también lamentando la muerte de algunos.

La obra está dirigida a toda persona que busca saber de los mecanismos más eficaces para recuperar su salud en menos tiempo, a menor costo y de la manera más sensata.

Empero, también puede servir de ayuda a estudiantes, profesionales de las carreras de salud humana y a personas comunes que prestan servicios de manera voluntaria a las poblaciones, rurales frente a la falta de personal de la salud y cuyo fin, no es lucrar.

BREVE RESEÑA SOBRE LA BRUJERÍA

La brujería es un término común otorgado a un conjunto de prácticas esotéricas, aplicadas según las creencias a **producir enfermedad, pero también a curarlo**. El impacto varía de acuerdo a las culturas. Pero está más enraizada en las zonas rurales del mundo. En poblaciones con un bajo nivel de preparación académica, analfabeta y hasta de escasos recursos económicos quienes creen que, mediante estas técnicas, también se puede cambiar la conducta de la persona.

Europa y Grecia fueron los países donde esta creencia causó un gran impacto. En la edad media se desató una campaña de persecución, captura y muerte contra muchas mujeres acusadas de brujas, lo que se conoce con el nombre de **LA SANTA INQUISICIÓN**.

Una campaña organizada por la iglesia católica para castigar a las personas que pensaban diferente a sus credos religiosos, a los que se les calificaba de "herejes". Aunque según la historia, la creencia sobre la brujería ya existía antes de Cristo. Fue en el año 1484 cuando el papa Inocencio VII lo hace oficial y como acto seguido dos monjes también católicos escribieron un libro que lo llamaron *Malleus Maleficarum* "(martillo de las brujas). El texto contenía abundante información sobre supuestos casos de brujería e incitaba a su identificación y condena.

Es de importancia saber que los textos bíblicos relatan acontecimientos supuestamente históricos en la época de la esclavitud de Israelitas en Egipto.

En éxodo 22:18 dice «*A los hechiceros no los dejarán con vida*». Es probable que esta frase fue mal interpretada por los referidos monjes que escribieron el libro el cual desató toda una persecución a las mujeres de la época, las cuales terminaban siendo cruelmente torturadas y quemadas vivas. Un acto criminal que duró unos 300 años y luego fue extinguiéndose lentamente en todo el mundo.

La equivocada razón por la que se les perseguía a las mujeres era que ellas tendrían estrechas relaciones con el diablo y que podrían dejar a los hombres estériles. Eran perseguidas, encerradas torturadas en vías públicas, hasta obligadas a confesar que sí eran brujas, luego se le cortaba todo el pelo para evitar que se convierta en serpientes.

El método era tan cruel que todo aquel que pretendía defenderlo era acusado de estar poseído o embrujado.

Abundante literatura está disponible a nivel del mundo, pero todo apunta a que no hay pruebas científicas que demuestren la existencia de tales hechos mágicos en la salud de la población mundial. Sin embargo, por su relación con la espiritualidad, la religión y la capacidad que tiene el ser humano para imaginar y creer, su impacto se transmite de generación en generación; formando parte de las costumbres, tradiciones y hasta normas de vida relacionadas con el pecado, la enfermedad y la muerte.

Desde la Edad Media hasta nuestros días no ha cambiado mucho la costumbre de condenar o señalar a ciertas personas como "brujos" o "brujas ", pero tampoco ha cambiado la creencia que caracteriza a una persona cuando de forma equivocada cree tener "poderes" para causar una determinada enfermedad o para curar una brujería.

He ahí la razón por la que se escribe esta obra; como una manera de orientar o demostrar al lector y al mundo, las razones por las cuales el hombre debe conducirse a fin de evitar caer en las estafas, gastos inútiles y sufrimiento humano.

Pero también puede ayudar a muchas personas que pretenden entrar al mundo del llamado **"CURANDERISMO"**, que tiene sus propias consecuencias legales y sociales.

Por su lado, la **medicina tradicional,** cuyo origen y fines son de cierta forma distintos a las prácticas de brujería, se ha visto afectada en su prestigio y aprovechada por los mismos personajes con creencias mágicas del mal y del bien; por lo que ahora, está ligada también a las prácticas de brujería o por lo menos, así lo entiende la gente.

El naturismo que es un acto practicado generalmente por profesionales de la salud y personas aficionadas con cierta preparación en el ramo, tiene por finalidad complementar la nutrición del cuerpo para un mejor funcionamiento y por ende puede controlar ciertos signos y síntomas.

También está siendo afectado por parte de los traficantes de la salud que le dan supuestos poderes y cobran grandes sumas de dinero. Es de importancia recalcar que las plantas medicinales contienen sustancias que pueden actuar sobre el cuerpo, pero no se consideran medicamentos ni medicinas, si no, solo **complementos nutricionales.**

El naturismo, la medicina holística, la meditación y otras prácticas no médicas forman parte de la "**medicina alternativa**" que como su mismo nombre lo indica es una opción a la ciencia médica y toda su diversificación. Lo que indica que se puede utilizar de forma alternada o cuando fallaron todas las técnicas médicas en un caso crónico, mas no como primera intención, salvo algunos casos muy leves.

BREVE HISTORIA DE LA MEDICINA

Desde el mismo principio de la humanidad, el hombre se preocupó por su salud y su muerte. Sin embargo, al no entender muy bien el proceso de estos dos fenómenos; los relacionó con un castigo de los Dioses. Fue así que gran parte de sus métodos de curación se basaban en las oraciones, prácticas esotéricas, conjuros, sacrificios, uso de plantas y rituales.

Las epidemias y pandemias por lo tanto eran atroces y con resultados alarmantes por las muertes masivas.

Los enfermos contagiados eran tratados como pecadores, una vez muertos se les quemaba y arrojaba a las aguas.

Muchas de estas prácticas se mantenían a lo largo del tiempo como cultura de los territorios y se respetaban como tal, al haber sido otorgados por alguna autoridad. Existe abundante información al respecto, desde las costumbres egipcias, donde los sacerdotes eran los encargados de realizar tales prácticas de curación.

La medicina moderna es el resultado de la investigación científica y, por lo tanto, el método científico es el instrumento que ha empleado el hombre para estudiar y comprobar los fenómenos de la enfermedad y únicamente es aceptado cuando el resultado es el mismo; demostrado en múltiples ocasiones.

Fueron los mismos egipcios que notando una similitud en las características de ciertas enfermedades, empezaron a sospechar causas iguales o similares y, por lo tanto, en medio de sus creencias se dedicaron a buscar alguna explicación en tales fenómenos, lo que se le llamó "**medicina empírica**. Fue así que se dio inicio a lo que podríamos llamar la **MEDICINA CIENTÍFICA**, comúnmente conocida como **MEDICINA ORIENTAL**.

Entonces, se empezó a entender que el cuerpo humano está formado por diversos órganos los cuales son afectados por la enfermedad y que, por lo tanto, se necesitaba saber su funcionamiento. De esta manera, se dio inicio a los primeros pensamientos y tratados sobre **ANATOMÍA**; que viene a ser el estudio de los diversos órganos y sistemas del cuerpo humano.

Fue en el siglo diecinueve cuando HIPÓCRATES hizo referencia a los cuatro humores como creencia que de esos dependían todas las enfermedades. Pero años después ANTON VAN LEEUWENHOEK, un holandés fabricante de lentes, descubrió accidentalmente a los microorganismos cuando colocó una luna sobre su piel y vio que diminutos animales se movían debajo. Fue entonces cuando entendió que existe una vida oculta y la llamó "animalículos".

Desde aquel tiempo, el mundo cambió radicalmente porque el ser humano pudo saber sobre la existencia de seres vivos que nuestros ojos no pueden captarlo. Así nació la ciencia de la **MICROBIOLOGÍA**, que es el campo de estudio de los "microbios" palabra que define a lo muy pequeño. Así se inició la investigación de las múltiples causas de las enfermedades.

Años después, ROBERT KOSH, descubrió el microbio de la tuberculosis; dando un tremendo giro a la medicina y contradiciendo a las creencias y costumbres de las épocas al demostrar de manera contundente que hay una vida diferente e invisible, que al multiplicarse en nuestro cuerpo nos provoca enfermedad y muerte.

Los hechos quedaron aún más demostrados cuando se descubrió la **penicilina** como medicamento, que arrasaba con una sola dosis, a todos los síntomas de las enfermedades, producidas por **microbios**, hoy llamadas **"enfermedades infecciosas"** o **infectocontagiosas.** Atrás quedaron o deberían quedar las creencias sobre la **brujería y los pensamientos mágicos.**

Estos descubridores escribieron muchos textos sobre sus trabajos dando inicio al estudio e investigación de la medicina, que hasta hoy no tiene fin. Quedando atrás las practicas antiguas que hoy se las llama **LA MEDICINA TRADICIONAL** que aún es practicada por honestos curanderos y personas aficionadas, generalmente de los pueblos indígenas rurales a quienes se les llama **"curiosos"**. Pero además hoy se busca fusionar estos dos conocimientos en la preparación de los nuevos profesionales de la salud.

Sin embargo, gran parte de la población mundial aún desconoce estos detalles porque esa literatura solo está disponible para profesionales y estudiantes de los ramos de la salud, más no para el público común, debido a que se ha tergiversado el lenguaje al emplear palabras que solo lo entiende aquel que pertenece al ramo. **(La terminología médica)**.

Entonces la población común y más que todo, analfabeta y distantes de las ciudades, desconoce tales métodos, por lo tanto, sigue creyendo en las explicaciones dadas por sus antepasados sobre el origen y curación de las enfermedades; es decir, aún viven al ritmo de los siglos pasados. Dicho de otra manera, los seres humanos del siglo veintiuno siguen pensando igual a los del siglo quince. Resulta, por tanto, un escenario apropiado para caer en graves confusiones, gastar inútilmente, empeorar la enfermedad y tener desconfianza en la medicina moderna.

Esta obra busca dar inicio a una etapa donde la literatura sobre salud y medicina esté al alcance de toda persona que, aun no sabiendo leer **(audiolibro)** pueda acceder al conocimiento, porque solo el conocimiento nos ayuda a llevar una vida más justa, más productiva, con más calidad humana y evitando hasta cierto punto, el sufrimiento humano.

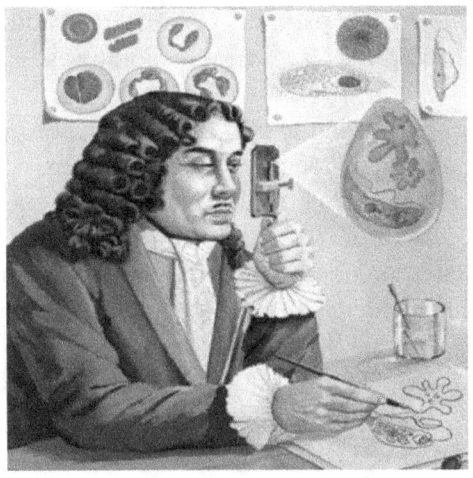

Imagen de Anton Van Leeuwenhoek

LOS INICIOS

Frente a múltiples enfermedades, lejos de algún establecimiento de salud, allá por la década de los años 80 del siglo diecinueve, mi padre, era un curandero que trataba de enfrentar ciertos males, aplicando extractos de plantas medicinales junto con otras sustancias naturales que aprendió en el ejército.

Cierto día, lo nombraron, **"Promotor de salud"** de toda la comunidad; por su dedicación a visitar a los enfermos. Fue así que empieza toda una etapa de cambios en sus métodos de servicio.

Recibe capacitación sobre inyectables y el uso de medicina química por parte del personal del centro salud que quedaba a varios kilómetros de distancia.

Por lo tanto, su labor fue aún más eficaz porque ya aplicaba ambos conocimientos en el control de las enfermedades, pero no fue advertido sobre los riesgos de esta otra modalidad. Entonces, cierto día le solicitaron atender a un hombre que vivía en una comunidad aledaña, por lo que salió muy temprano de la casa. Cuando regresó, nos contó que había puesto la inyección al enfermo, pero esta persona falleció en ese mismo momento víctima de una especie de baba que le salió por la boca y no le dejo respirar.

Ese mismo día, aplicó el mismo medicamento a otra persona, pero esta no murió, al contrario, se sanó de su dolor de muela.

Todo pasó con normalidad en los siguientes días, pero una tarde llegaron a la casa dos hombres; un vecino y un policía. Yo no entendía de que se trataba porque aún era un niño. Luego de hablar un momento a cierta distancia donde no pude escuchar, mi padre se despidió de mí y el policía me miró y me dijo "tranquilo". Luego, los tres se alejaron y yo me quede solo en casa. Mi madre no estaba.

Más tarde entendí que mi padre había sido detenido, conducido al distrito y luego a la provincia por el delito de **HOMICIDIO Y EJERCICIO ILEGAL DE LA MEDICINA**. No quiero detallar todo lo que vino después porque es un tema bien amplio. Solo debo contar que, para mí, todo aquello fue un gran reto al tener que caminar al siguiente día hasta el distrito en compañía de mi madre, luego seguir a mi padre preso hasta la provincia, donde tuve que quedarme en la casa de un señor desconocido donde me vi obligado a ayudarle en sus labores cotidianas a fin de ganarme la estadía y la comida, para mí y mi padre.

Cada día tenía que ir a la puerta de la cárcel para dejarle su vianda. Era la primera vez que yo conocía una ciudad y también el ritmo de vida al que tuve que adaptarme. Luego de más de tres meses, mi padre salió en libertad con la ayuda de un tío, después de realizar muchos gastos que dejo a la familia casi sin sustento.

Entonces, se quedó en mí una interrogante que caló profundamente en mi ser ¿QUÉ PASO CON EL PACIENTE? ¿POR QUÉ MURIÓ? ¿Y POR QUÉ MI PADRE TUVO QUE IR PRESO, SI ÉL NO LO MATÓ?

Mi padre abandonó el cargo de promotor de salud y nunca más volvió a usar inyecciones. De igual forma, se negó a atender más enfermos, pero eran tantos los ruegos y suplicas de la gente que retomó el servicio de atención con plantas medicinales; que por supuesto, muchos de los casos sanaban de manera sorprendente, pero otros no sentían mejoría alguna.

Su libertad no fue como debería; obtuvo la modalidad de **"condicional"**, y por lo tanto durante un año consecutivo tuve que acompañarlo cada mes en las trágicas caminatas de más de siete horas hasta la provincia para que pueda firmar un acta y pagar una reparación civil a favor de los familiares del difunto. Esto agudizó aún más la crisis familiar.

A medida que pasaba el tiempo, las interrogantes crecían en mi mente, y pese a las grandes dificultades, yo pensaba seguir estudios de medicina como una forma de entender lo que realmente pasó y, además, quería curar a mi madre de múltiples dolencias que padecía y que mi padre no siempre acertaba en algunas de sus enfermedades. Esa era la angustia de toda la familia que se presentaba con cierta frecuencia. No tenía hermanos hombres y mis cinco hermanas eran analfabetas, por lo que sobre mí recaía el peso de enfrentar casi todo, pese a mi corta edad.

En mi pueblito solo pude estudiar hasta el primer grado de secundaria y luego el Estado cerró todo, por falta de alumnos, según decían. Entonces me quedé con la frustración, pero aún mantenía la esperanza de que alguna vez viajaría a la ciudad para seguir mis estudios, pese a que mi madre me decía que nunca me aparte de su lado.

Por fin llego el momento y ya por aquel tiempo se instaló en la comunidad un establecimiento de salud del estado que empezó a cambiarlo todo. Conocí al técnico encargado de los servicios y nos hicimos amigos por mis condiciones de saber sobre inyecciones. Me invitaba a salir a las campañas de vacunación, como su apoyo.

Hasta que cierta vez le conté que tenía la intención de seguir mis estudios, por lo que un día me acompañó en el viaje hasta la ciudad de Trujillo y me matriculó en una especie de academia, en la que un médico de prestigio otorgaba a los jóvenes. Era tan contundente su enseñanza que con prácticas seguidas nos convertía en sus buenos discípulos. Ustedes van a ser médicos—decía.

Por supuesto, que yo era uno de los más dedicados y gracias a eso el médico me llevó a un instituto donde él también era docente para seguir estudios técnicos.

Además, yo le apoyaba en sus atenciones domiciliarias por lo que en poco tiempo aprendí múltiples técnicas médicas. No fue fácil adaptarme a la ciudad debido a que llegué a la casa de un tío donde a todos les parecía rara la intención de sacrificarse tanto por estudiar, habiendo en la ciudad, otras tantas formas de ganar dinero.

Mi intención era postular a la universidad para la carrera de Medicina; un reto demasiado complejo que lamentablemente no pude alcanzar debido a que se presentaron un sinnúmero de obstáculos muy difíciles de superar.

Cierta vez tuve la oportunidad de postular a una vacante en el **MINISTERIO DE SALUD** y lógicamente que alisté todos mis documentos apoyados por unos amigos. Habiendo ganado la vacante, otra persona había entrado en mi lugar y yo quedé fuera al no contar con recomendación alguna ante las máximas autoridades.

Todo se me truncó con la llegada de mi primer hijo; quedándome solamente con la preparación que recibí en la academia y las experiencias otorgadas por parte del médico que se convirtió en mi mejor amigo.

Entonces regresé a mi pueblo con todos los conocimientos que ya había adquirido. Estando frente a tantas necesidades de salud, empecé a recorrer los domicilios, atendiendo enfermos de diversas dolencias. Seguía viva la esperanza que alguna vez retomaría mi plan de estudios, pero así pasó el tiempo con todas las dificultades.

LAS PRIMERAS BATALLAS

Corría el año 1990 cuando yo regresaba de la selva donde permanecí un año con sus propias ocurrencias que no quiero detallar; son muy extensas y esta obra no es una biografía. Por aquel tiempo el puesto de salud de mi pueblito no era suficiente para cubrir todas las necesidades. Solo atendía un personal técnico mujer y lo disperso de las viviendas requerían de caminar largas distancias.

Yo regresé solamente para ver a mi familia y mi pequeño hijo, ya que no pude saber de ellos durante un año consecutivo. No existían los sistemas de comunicación de ahora y entonces yo no sabía nada de nada, eso me tenía preocupado. Igual había sucedido con mis padres, quienes pensaban que ya me había muerto. Por lo tanto, traté de regresar con la misma intención de volver a viajar otra vez a la selva.

Pero ni bien llegué a mi pueblo se presentaron muchos enfermos a quienes debí atender pese a que no contaba absolutamente con ningún medicamento ni equipos de examen. No pude negarme ante tantas súplicas, teniendo el conocimiento. Me dispuse a usar cualquier cosa que estuviera a mi alcance para enfrentar tales necesidades. Aquí algunos detalles:

EL ENFERMO AGONIZANTE

Cierto día muy temprano me avisan que un vecino estaba muy mal de salud. Desde la media noche presentaba vómitos, diarrea, y en ese momento ya estaba a punto de morir o ya estaba muerto.

Los familiares necesitaban alguien que confirme o desmienta todo eso. Yo más fui por constatar la muerte que por darle algún remedio, porque como repito; yo no contaba con nada.

El hombre de unos 60 años posaba tirado en el patio de su casa con el rostro totalmente desfigurado, los ojos hundidos, los labios secos y morados. Su respiración era lenta y dificultosa; el pulso igual era muy débil; estaba inconsciente.

Uno de los familiares dijo que ya no se debe hacer nada porque ya está muerto y que mejor se dispongan los preparativos para el velorio.**" Mal viento"** decían otros y exigían que no se le dé nada de medicinas porque aseguraban que ese **mal feo**; no responde a los medicamentos y al contrario lo empeora.

Yo fui directo y les hice saber que el enfermo está a punto de "morir," pero por falta de medicinas. Traté de explicar las consecuencias de una gran pérdida de líquido que se llama deshidratación, pero no entendieron nada y más bien alguien se molestó por mi presencia. Ya empezaba una **polémica sobre las creencias familiares y la ciencia.**

Entonces les expliqué que el cuerpo está compuesto en su mayor parte de agua, la cual se pierde cuando hay diarrea y vómitos. La expulsión de ese líquido produce todo lo que el enfermo tenía en ese momento, es decir, el hombre estaba seco. Pero que, si logramos ingresar agua al cuerpo, nuevamente volverá a la vida como una planta que estaba marchita—le expliqué.

El hijo mayor entendió el mensaje y de inmediato me preguntó:

__¿qué es lo que se necesita?

__ Unos cuatro litros de cloruro— le dije— equipos de venoclisis, agujas y otros materiales.

__Dame una orden— dijo y rápidamente se trasladó al pueblo donde únicamente consiguió un litro de cloruro, pero ningún otro implemento.

A manera de actuar más rápido me vi obligado a hervir unos viejos equipos de venoclisis que había dejado guardados mucho antes que me vaya a la selva y unas agujas polvosas. Era de vida o muerte y por lo tanto cualquier cosa vale—me dije.

Mientras instalaba el líquido en las venas secas; dos hombres emprendieron viaje hasta el distrito de varios kilómetros de distancia en busca del resto de medicinas.

Cuando ya pasaron unos 300 mililitros el hombre movió los parpados, abrió los ojos lentamente y en unos minutos empezó a hablar con la voz entrecortada y con los labios aun secos.

El enfermo moribundo retornaba a la vida con un solo litro de cloruro. Más tarde regresaron los familiares con el resto de productos y encontraron al hombre ya conversando claro, aunque maltrecho.

Fue el momento que aproveché para explicarle las causas de una enfermedad de ese tipo, también le hablé sobre los adelantos de la ciencia y su relación con un pasado que ya no existe. Muchos entendieron y otros siguieron fieles a sus creencias sobre **"el mal viento"**.

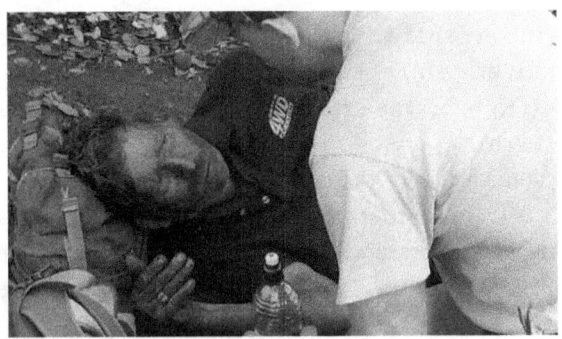

COORDINACIONES CON EL HOSPITAL DE COINA

El referido hospital es un establecimiento de tipo privado que funciona con fondos extranjeros y también propios. Tiene una muy buena calidad de servicio. Algunos detalles están descritos en mi otro libro denominado **"LA MÁGICA SERPIENTE BLANCA"**. Coina es un valle ubicado a más o menos 30 kilómetros de mi pueblo.

Fui muy bien recibido por sus administradores y fue así que empezó para mí toda una temporada de trabajo y capacitación que me convirtió en la persona en quien los enfermos ponían sus esperanzas.

Los médicos de Coina no solo me aceptaron ir a atender hasta mi pueblo todos los fines de semana; sino también me abrieron las puertas de sus consultorios, sus quirófanos, salas de hospitalización y todos los servicios a fin de que yo pueda entrenarme en las diversas técnicas médicas y paramédicas que en el futuro me permitieron enfrentar los peores casos de urgencias y emergencias.

Hasta me invitaban para acompañarlos en sus visitas médicas diarias a pacientes hospitalizados, como si hubiese sido un médico residente.
Todos los días viernes por la tarde algún amigo me proporcionaba un caballo, en calidad de préstamo, para el viaje que realizaba hasta Coina ; ahí pasaba la noche y al siguiente día muy temprano salíamos con uno de los médicos hasta mi pueblo por un camino de subida empinada.

La atención se realizaba en un pequeño ambiente que me proporcionaron las autoridades. Por la tarde tenía que volver a Coina otra vez para dejar al médico en su respectivo establecimiento. A veces me quedaba hasta los domingos aprendiendo más, pero otras veces me regresaba esa misma noche.
Así pasaron los meses hasta que un día el Estado cerró de manera sorpresiva el puesto de salud de mi pueblo. Me vi por tanto en la obligación de organizar a la comunidad para hacer el reclamo correspondiente.

Entonces fui elegido presidente del **"comité de salud"** y cuando me presenté ante la dependencia provincial, el máximo mandamás me contestó de mala gana diciéndome que por falta de dinero se cerró el establecimiento y no había nada que hacer.
Con esta respuesta tan incómoda me regresé a mi pueblo y sin ser empleado del Estado me tuve que enfrentar a todos los problemas de salud. En medio de esas necesidades conocí a la enfermera de la red distrital quien se declaró insuficiente para cumplir con los programas en esa zona y me sugirió que yo presentara mis documentos para hacerme cargo del puesto de salud.

Fue así que un día me presenté nuevamente al mandamás provincial, el que me dio la misma respuesta y me propuso que **si yo quería cumplir esa labor, lo haga sin cobrar nada**. Lo pensé un momento y luego acepté la propuesta haciéndome cargo de todos los programas del Estado y el funcionamiento del puesto de salud.

Una frase que nunca olvidaré y que me lo dijo la enfermera del distrito fue la siguiente: "No ganarás dinero, pero ganarás la experiencia que después será la más grande recompensa".
Así se dio inicio a una nueva faceta de mi vida. Por la fuerza de las múltiples necesidades de salud me convertí en una esperanza de vida para la gente, atendiendo a toda la población.

La extensión del territorio a cargo del puesto de salud era tan amplia que muchas veces tenía que caminar días completos para cumplir con las campañas de vacunación y las atenciones primarias. Mi labor ya no estaba centrada solamente en mi pueblito si no en todo un grupo de pueblos. Mi trabajo se multiplicó.

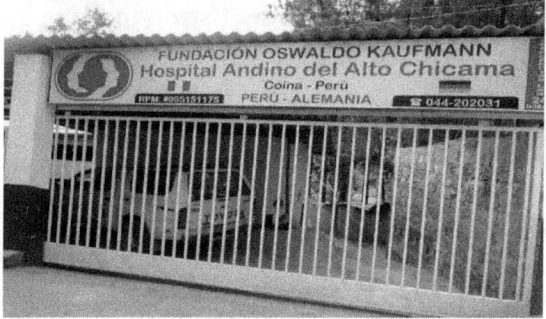

LA BATALLA DEL CHOLERAE

Corría el año 1993 y por aquel tiempo solo bastaba unos tres meses de preparación técnica para poder postular a una plaza del Ministerio de Salud ocupando el cargo de **"técnico sanitario"**. Yo tenía eso, algunos cursos más y claro, una vasta experiencia que lo obtuve en el hospital de Coina.

En el puesto de salud no tuve contrato laboral alguno por las razones antes mencionadas, por lo tanto, mi trabajo no era remunerado, pero me dediqué a tiempo completo para cumplir con todos los programas del Estado, tan solo por amor al pueblo. Por supuesto que no tenía tantas necesidades económicas porque mi único hijo vivía con mis padres y estaba a cargo de ellos.

El puesto de salud por aquel tiempo era un local de material rústico cerca de la plaza junto al local municipal. Únicamente contaba con cuatro pequeños ambientes, con pisos de tierra y sin luz. Pero sí tenía instalación de agua entubada, aunque sin desagüe. No había teléfono ni ambulancia.

El transporte era muy restringido y solamente camiones circulaban ocasionalmente por la agreste carretera.

LA ONG CARE PERÚ por aquel tiempo venía ejecutando varios proyectos de agua potable y salud comunitaria, que consistía en instalación de agua y letrina a pozo ciego. El proyecto también incluía capacitación a las familias sobre normas de higiene domiciliaria para la prevención de enfermedades comunes.

Cada grifo debía que tener obligatoriamente su jabón y toalla de manos.
En el desempeño de mi labor a cargo del puesto de salud afronté múltiples problemas; pero este fue el más impactante, que considero debe formar parte de la historia local y convertirse en un tema de interés para cualquier estudiante o profesional de la salud que le toque trabajar en zonas rurales. También resulta interesante que el lector sepa el proceso de una epidemia y las normas de prevención que ahí fallaron, seguido de las creencias populares.

La epidemia en Perú apareció tres años antes y su impacto fue fatal en los pueblos de la costa. Entonces cuando yo asumí el mando del puesto de salud convoqué a las autoridades y población para hacerle saber sobre las precauciones que deberíamos tomar a fin de evitar una muerte masiva.

Les expuse los riesgos debido a que en el pueblo nadie tenía ni letrina ni desagüe y lo peor, que el mismo sistema de agua entubada permanecía con muchas roturas y desperfectos. Fueron pocos los que tomaron conciencia. Algunos se mostraron reacios y hasta se burlaron diciendo que **EL MAL SOLO LES DA A LOS DÉBILES**, que nunca llegará al pueblo porque solo se contagia en la costa y las grandes ciudades. Mi propuesta quedo en ridículo. Además, alguien dijo que yo era muy joven para hablar de cosas de gente mayor.

EL PRIMER CASO. - Promediaban las cinco de la tarde de un martes 3 de enero del año 1993. Yo venía cargado con el termus mochila que contenía aun algunos frascos de las sustancias, cubetas de hielo y una mochila con insumos y materiales necesarios.

Era mi viaje de retorno, habiendo cumplido con la campaña de vacunación de niños y atender algunos casos de enfermedades comunes a los ciudadanos de las dos comunidades (Las Mercedes y El Porvenir) donde permanecí dos días seguidos en aquellos lugares que se encontraban a cuatro horas de camino, a pie.
La típica niebla era densa que solo se podía ver a unos metros de distancia en el blanco camino a las faldas del "CERRO PAGALLIN".

De pronto escuché los pasos de un caballo que se me acercaba en sentido contrario. En cuestión de minutos apareció el jadeante animal de color negro como salido de entre la niebla con su respectivo jinete. Era Juan Solano, que estaba regresando a su hogar.

__Hola hombre—dijo con cara de serio- ¿de dónde vienes?

__De los últimos cerros – contesté— y tú ¿por qué tan apurado?

__Bueno yo vengo del velorio de mi tío—contestó—ha fallecido acá nomas en la casa de mi abuela.

¿Cuál tu tío? pregunté asombrado, porque yo conocía a todos los que por ahí vivían.

__Un tío que ha vivido en Quiruvilca desde hace muchos años cuando se fue a trabajar como minero—contestó—justo le tocaron sus vacaciones, se fue a Trujillo y de regreso quería pasar la navidad aquí con nosotros. Pero el día viernes le dio vómitos, diarrea y el sábado por la noche murió, así de rápido. Ya lo llevaron a Quiruvilca porque dicen que la empresa minera exige una autopsia como para que puedan gestionar el seguro--concluyó

__Bueno pues, cuando toca morir se muere, así de simple—le contesté—seguro que tuvo alguna infección o algo.

__Así es –contestó—y se despidió, perdiéndose entre la niebla.

Luego de un trayecto corto, llegué al puesto de salud donde para ese tiempo ya tenía un compañero quien era también del mismo lugar y había sido destacado a la zona por parte del ministerio de salud.

Él ya tenía experiencia en su labor. Estaba ahí desde el mes de agosto pasado. Ningunos tocamos el tema del fallecido, más bien, él me dijo que debería mantenerme atento a las atenciones, porque tenía la necesidad de viajar a Otuzco el próximo día.
_No hay problema—contesté.
A su llegada al puesto de salud desde el mes de agosto pasado, yo debería retomar mi meta de retornar a Trujillo para seguir mis estudios, pero decidí quedarme en la zona hasta marzo del año siguiente; tiempo en que se abren las clases en los institutos. Mi función en el puesto de salud era, por lo tanto, solo esporádica y de apoyo voluntario.

EL PRIMER DÍA DE LA EPIDEMIA.

La mañana del miércoles era un día con niebla y humedad extrema. En medio de un frío aterrador tomé desayuno en la "Tía Victoria" y luego me dispuse abrir el establecimiento como de costumbre. Hasta olvidé lo del raro fallecimiento contado por Juan Solano.

La mañana pasó con tanta tranquilidad que ni un solo paciente se acercó a solicitar mis servicios; eso ocurría con cierta regularidad, por lo que luego de leer y leer mis libros de medicina, siendo ya el medio día, cerré el local y me dirigí a mi casa a unos 15 minutos hacia abajo del pueblo.

Dado lo silencioso de la mañana, no debería regresar por la tarde porque era aburrido no atender a nadie. Sin embargo, también sabía que las emergencias nunca dan una señal anticipada, por lo que decidí volver a la atención. Pero fue igual; no pasó nada.

Entonces a las cinco de la tarde nuevamente cerré y me fui a casa; Únicamente quería cenar con la familia para luego subir a pasar la noche dentro del establecimiento; atento a cualquier caso. La tarde mostraba algunas nubes o trozos de niebla que dormían sobre el amplio territorio, pero no llovió, tampoco se vio el sol.

Sentado junto al fogón en un poyo de piedras me disponía a tomar el té de panizara que me ofreció mi madre con un buen plato de trigo tostado.
De pronto dos jóvenes se acercaron a la casa pidiendo hablar conmigo:
_¿Qué hay muchachos?- les pregunté.
_Pasa que en Barro Negro hay dos enfermos graves y necesitan atención urgente, los familiares nos mandaron a buscarte—dijo uno de ellos.
_¿Qué síntomas tiene o qué les duele? Pregunté.

__Según dicen: presentan vómitos y diarrea.

__Son familiares del finado, están en la misma casa donde fue el velorio--dijo el otro muchacho.

Gracias por avisar –les contesté—Díganles a los familiares que ahora mismo voy—contesté.

Presumí que se trataba de alguna infección gastrointestinal; enfermedad que era hasta cierto punto común en la zona, pero igual me sentí mal al saber que en un caso como ese tengan que buscarme hasta mi casa. Entonces me apresuré a tomar el té y me dispuse a regresar al establecimiento.

__Por lo menos espera la merienda: gritó mi madre.

__Es mi deber atender a la gente de la manera más inmediata le contesté, regreso más tarde.

Pero cuando ya estuve dando el primer paso, alguien dio un silbido como de alerta antes de llegar a casa:

__ ¿Quién es?

Un hombre llegaba montando en un caballo blanco. Tenía la cara de asustado.

__Un favor bien grande –exclamó—bajándose del caballo; mi cuñau está muy grave y es urgente tu presencia en su casa, tiene vómitos y diarrea y ya está casi inconsciente.

__Oye, ¿ha estado en el velorio? Pregunté asombrado.

__Sí—contestó— justamente el domingo después del partido de fútbol supe que se fue al velorio.

__¡Ufff hermano estamos en serios problemas!,-- le advertí.

__En la casa del finado hay dos personas graves— le dije— justo ahora estoy saliendo atenderlos, discúlpame no puedo más, son dos frente a uno, además, tengo que primero salir al pueblo sacando la medicina y ellos están más cerca. Voy a atenderlo y de ahí me paso para allá.

__Por favor— insistió—Sabemos que son dos que trabajan en la posta, es normal que uno salga y otro quede, vamos considera que está a punto de morir—exigió.

__Lo que pasa que estoy solo—conteste—, no está mi compañero, justo viajo a Otuzco, discúlpame, no puedo hacerme en dos partes, aunque quisiera—le repliqué.

__Mas bien tomen todas las precauciones, lávense a cada rato las manos, entierren esas diarreas, vómitos y apliquen lejía; prometo que atiendo a los dos y salgo de inmediato.

__Bueno—contestó con cara de disconforme— entiendo la situación, conozco tu responsabilidad. Entonces te esperamos.

Subió al caballo y salió corriendo.

Apuré el paso a lo que pude para llegar lo más rápido al establecimiento, tropezando con una y otra piedra por el camino de subida. Sabía que esa noche alguien morirá, o tal vez varios y sería por una falta de atención. Era lo peor que podía pasar, pero la suerte estaba echada y me resigné a hacer lo que estaba a mi alcance.

A mitad de camino ya sentía cómo mi rostro se ponía sudoroso y la respiración agitada;

De pronto encontré a un muchacho que iba en sentido contrario montando un caballo negro.

__Justo voy a buscarte—dijo—vamos sube al caballo, los enfermos están muy graves.

Subí al caballo y emprendí la carrera, mientras el muchacho me siguió unos metros a pie y luego se quedó por el cansancio.

Cuando llegué al puesto de salud ya casi eran las seis de la tarde; busqué los insumos y materiales. Para mala suerte, solo había algunos litros de dextrosa, mas no el cloruro de sodio que es el medicamento salvavidas en un caso de deshidratación.

Saqué los sueros y los metí a la mochila. Preparé en un frasco una mezcla de agua con lejía y otro antiséptico. Metí el equipo de medida de presión arterial, jeringas y algunos antibióticos; mis únicas armas para emprender una batalla, cuyo enemigo tenía todas las de ganar. Cerré la puerta y monté el caballo negro a todo galope. El centro de la epidemia quedaba a 10 minutos del pueblo.

Promediaban las seis y media en una tarde de niebla densa, el lugar era un claro campo de batalla y contaminación; el patio mostraba una humedad tremenda, casi un charco con las yerbas maltratadas por el paso de la gente, que se mezclaba con el barro, los restos de comida y bebida; típico de un velorio en el campo.

En una de las casas contiguas, dos chanchos se preparaban para dormir y uno de ellos también presentaba vómitos. Los enfermos estaban dentro de una casa pequeña y oscura, revolcándose de dolor en medio del polvo mezclado con sus vómitos.

Unas cuantas personas merodeaban el patio que cuando me vieron llegar, de inmediato se acercaron, atentos a lo que tenía que decir. Pero cuando de manera contundente les dije que estábamos frente a **LA EPIDEMIA DEL CÓLERA**, que el caso es serio; todos salieron disparados a sus casas y casi me dejan a solas con los enfermos.

__Se necesita urgente una lámpara, le expliqué a un familiar que soportó el miedo y decidió quedarse. Tengo que ponerle suero en la vena y tratar de controlar la deshidratación, de lo contrario, se nos mueren; pero hay que sacarlo a otro lugar, aquí el contagio es fatal.

El grifo de agua posaba en un rincón de la casa listo para ser usado, pero no había jabón por lo que hacía suponer que descuidaron las normas de higiene que fueron recomendadas por CARE-PERU, en el momento de su instalación.

De alguna manera trasladamos a los enfermos a una casita cercana que estaba abandonada, en cuyo corredor había estiércol de vaca que normalmente se usa como combustible de cocina. A un costado pusimos a los enfermos y de inmediato me dispuse a aplicar el líquido intravenoso, mientras recomendé que contraten una movilidad para ser trasladados a la provincia lo antes posible.

A pocos minutos llegaron más familiares con un pequeño camión en el que trasladarían a los enfermos.

Era de urgencia también informar a mis superiores sobre los casos presentados por lo que me regresé al puesto de salud para escribir el documento que debería ser entregado a los familiares quienes tenían que llevarlo a Otuzco aprovechando el viaje.

Mientras que yo presionaba las teclas de la vieja máquina de escribir; un grupo de enardecidos ciudadanos incluyendo a los familiares del difunto irrumpieron en el pequeño local y empezaron a reclamar por el tipo de atención sobre el caso.

¡Vamos a denunciar este mal servicio—gritaban!

__Les aseguro que yo no sabía nada— les aclaré— Es urgente enfrentar esta emergencia y en eso debemos estar unidos, ya después serán los reclamos.

Terminé el documento y le entregué al familiar. En el texto yo hacía saber al jefe del hospital de Otuzco sobre el brote de la epidemia y le pedía que de la manera más urgente me brinde apoyo con medicamentos, insumos y personal. Saqué a la gente y cerré la puerta a la brevedad posible porque otros dos muchachos esperaban con un caballo listo para ir atender al paciente de Zullandas.

Vamos ahora mismo que el problema es grave— les dije.

Subí al caballo y apuré el galope, a fin de llegar lo más pronto posible.

Ya era de noche, pero la luna aún mantenía una penumbra lo suficientemente visible en medio de la niebla.

El animal, como sabiendo la emergencia, corría y corría sin parar haciendo saltar el barro con sus cascos. Ya me acercaba a una pequeña colina desde donde se podía ver la casa del enfermo. Una bulla se escuchaba a lo lejos y varias luces se deslizaban alrededor. Pude captar un llanto de mujer entre la bulla, indicando lo peor. Supuse que ya no era necesaria mi presencia, pero seguí.

El caballo cruzó camino por entre un sembrío y luego llegamos. Rápidamente me bajé del animal que jadeante sacudió las orejas. El enfermo posaba ya inconsciente sobre una frazada en medio de su sala de tierra con luces de linternas. Cierta vergüenza me embargó, pero les expliqué a los familiares lo grave de la situación.

Me dispuse de inmediato a buscar signos vitales; ¡por desgracia ya estaban ausentes! Le abrí los párpados para ver la pupila y lamentablemente ya no respondía a la luz por lo que se confirmó su deceso.

Era mi obligación hacer saber ese duro momento y lo hice con cierta nostalgia. El llanto invadió el recinto y la joven esposa no aceptaba una temprana viudez. Casi todos sus niños estaban pequeños.

Extraje de la mochila el preparado preventivo; me apliqué en las manos y lo hice también con todos los presentes, explicando las medidas de prevención que deberían cumplir inmediatamente:

__**Este es un brote de la epidemia del cólera**— les dije—hiervan el agua antes de tomarla, lávense las manos con agua y jabón a cada momento. Saquen las ropas del enfermo y métanlo en un depósito con lejía. disuelvan tres copas de este producto en cuatro litros de agua y apliquen sobre el suelo por toda la casa.

Construyan de inmediato una letrina y no hagan más deposiciones en el campo abierto, si no cumplen con estas medidas, se van a contagiar todos.

__El cuerpo tiene que ser rápidamente sepultado—agregué—Son los protocolos para este tipo de casos.

__Eso es injusto—gritó alguien.

__Es injusto –le contesté, y duele, pero también es fundamental para evitar más muertes.

Tomé el camino de regreso, fue a pie. Sabía que la batalla recién empezaba y esa noche no sería cualquiera; por lo menos los tres enfermos ya deberían estar camino a Otuzco y tal vez si llegan a tiempo, se salvarían.

No se podía concentrar a los enfermos en un solo lugar porque aún no se contaba con el medicamento apropiado y en estas circunstancias, eso podría empeorar el contagio debido a que no había sistema de desagüe en el pueblo.

Ni bien llegué al puesto de salud ya había otra persona que me estaba esperando para atenderlo a su madre quien también estuvo en el velorio y era hermana del primer fallecido. Le expliqué que no tengo medicamentos, pero igual insistió que por lo menos se haga algo. Entonces emprendí la caminata al otro extremo del pueblo, cerca del cementerio. La mujer, aun toleraba la vía oral, por lo que empezamos a rehidratarla.

Permanecí ahí por un momento a la espera de que pueda mejorar o empeorar para aplicar la vía intravenosa. Al notar su buena evolución, les di las instrucciones de prevención a los familiares y luego regresé al puesto da salud en cuyo ambiente acomodé una cama para poder descansar.
Eran las cuatro de la mañana cuando alguien toco la puerta con cierto apuro; era el hijo mayor del juez.

__Mi papá y mi hermano están graves, tienen vómitos y diarrea— exclamó.
Yo: ¿Estaban en el velorio?
Hijo: Sí... sí... sí estaban.
Yo: ¿Desde qué hora tienen los síntomas?
Hijo: Desde ayer por la tarde toda la noche, contestó.
Yo: ¿por qué no avisaron más temprano?, pregunté.
Hijo: Creímos que era un **"chucaque"**, le hemos dado remedios, pero no mejoran nada, siguen mal.
__Hermano—contesté— Estamos frente a una epidemia del cólera, hay una persona fallecida, tres envié a Otuzco, hay otro acá en San Isidro. No tengo medicamentos; por lo que les recomiendo que de inmediato lo lleven al hospital de Coina. Aquí no hay solución alguna.
__Entonces, así será- contestó asustado.
__Ah, pero por favor, ya que van a Coina llévate este documento porque quiero que me apoyen con personal y medicina—agregué.
Rápidamente hice un manuscrito y la entregué.

El día amaneció nublado y con jirones de niebla sobre las colinas. Yo sabía que estaba en el momento más dramático de mi labor.
Debería mantenerme alerta, pero tenía que darle el derecho a mi cuerpo de alimentarse.
Entonces me dispuse a ir a mi casa para desayunar y poner en alerta a mi familia sobre cómo evitar el contagio.

El camino mojado y las yerbas cubiertas de rocío mojaban el calzado, pero las botas de jebe solucionaban el problema. Cuando ya estuve en casa paterna alguien llamó a lo lejos; era un poblador que venía por encargo de los familiares del juez.

__Sucede que el juez ya falleció y me devolvieron el documento para que lo puedas enviar con otra persona—explicó.

Yo: ¿Y el hijo?

Poblador: Está a punto de morir.

Una vez más aceleré el desayuno y las advertencias a mi madre. Luego me despedí diciéndole que no sabía que día regresaría, ni cuántos morirían.

Cuando ya me acercaba al campo deportivo por el camino de subida; vi por el otro sendero de travesía como llevaban el cuerpo del hombre que falleció en la noche anterior. Eran pocas personas que acompañaban el féretro y supongo que fueron muy rápidos al conseguir el ataúd. Así pude notar que cumplían con mis recomendaciones.

¡Qué nostalgia!; ¡pero si yo lo vi el anterior domingo jugando futbol en un campeonato relámpago!; era su entretenimiento favorito. Supe después que luego del deporte se fue al velorio para acompañar y chacchar coca y ahí se contagió.

Ni bien llegué al puesto de salud, ya estaba en la puerta el teniente gobernador Efren Orbegoso que se ofreció de inmediato viajar hasta Usquil. Otra persona se ofreció para ir hasta Coina a entregar la solicitud al hospital.
Ambos ya tenían caballos ensillados y salieron corriendo.
Dos ciudadanos se hicieron presente en el puesto de salud: Eran Juan y Aníbal. Dijeron que son miembros del COMITÉ DE LUCHA CONTRA EL CÓLERA, nombre que se pusieron ellos mismos, y así también se autoeligieron. Hasta la democracia carecía de valor en esos momentos de emergencia.

__ ¿Qué es lo que necesitas? —me preguntaron.

__Las personas fallecidas tienen que ser enterradas lo antes posible— les indiqué; y es urgente la excavación de un hoyo que serviría como letrina del puesto de salud.
Pero ellos hicieron algo más; empezaron a recolectar dinero para la compra de medicamentos.

Entré al consultorio a meditar.
Luego decidí en ir a la casa del juez para tratar de socorrer al hijo moribundo. Como que algo me dijo que se salvaría, pero tenía que actuar a tiempo. Tomé la mochila con el ultimo litro de dextrosa y me dirigí al lugar, que quedaba a unos diez minutos del pueblo.

Efectivamente; el panorama era desolador: El hijo moribundo yacía en el corredor de su pequeña casa con el rostro demacrado, ojos hundidos e inconsciente; típicos de una cruel deshidratación.

Su piel oscura y fría se veía cadavérica. Solo su esposa lloraba a su lado como recordando los momentos más felices juntos y dándole una trágica despedida.

A unos metros más allá, los miembros del reciente "COMITÉ DE LUCHA CONTRA EL CÓLERA" insistían en hacer entender a los familiares del difunto que tenía que ser enterrado lo antes posible, pero la familia se resistía a tremendo desatino.

Los familiares que vivían en zonas más alejadas ni enterados estaban. Era de costumbre y consideración que se les avise a todos para que acudan al velorio.

Contemplé entonces el semblante del moribundo y me di cuenta que movió lentamente los párpados por un instante pese a no tener signos vitales. Entonces rápidamente preparé el material para inyectar en la vía intravenosa.

Cuando abrí la llave para dejar correr el líquido, no pasó nada. Insistí, abrí todo, pero nada.

Colgué el frasco más alto, pero igual no entraba el líquido entonces en mi desesperación por salvar la vida le di un machucón al frasco y el líquido pareció entrar a las venas.

El moribundo movió los párpados un poco más, el líquido empezó a fluir lentamente, coloqué una aguja más gruesa en el extremo superior del frasco y él cuenta gotas dejaba ver su función correctamente. Pero el fluido seguía lento e insuficiente.
Solamente un milagro podía salvar la vida y ese milagro se manifestó cuando el enfermo abrió los ojos y trató de mover la boca para hablar. Entonces la mujer llorosa sonrió, pero volvió a llorar ahora de alegría, de emoción.

El suero seguía destilando lentamente, no se podía más. Pero a medida que avanzaban los minutos como que aceleraba su caída en él cuenta gotas. Hasta que, por fin, el hombre movió los dedos y los brazos, me miro, yo le sonreí, era mi promoción de primaria, me reconoció, pero no podía hablar.
El suero ya se terminaba y no me quedaba otro, fue el último de los pocos. ¿Qué hacer?
__Preparemos las sales de rehidratación— le dije a la mujer—ojalá que la pueda tomar.
De pronto vi que el teniente gobernador justo llegaba junto con el médico de Usquil, quien portaba una mochila con sueros e insumos para enfrentar la epidemia.

__¡Llego su salvación!— gritó la mujer emocionada – ¡gracias Dios mío, gracias!
De inmediato el médico instalo el cloruro de sodio y extrajo otro litro del líquido, lo vació en un depósito, le agregó sal común y el enfermo empezó a beber. Luego de un momento, el moribundo empezó hablar más recio.

Aproveché para subir al pueblo para ver qué pasaba. Con la alegría que ya no estaba solo en la lucha. Cuando crucé la pequeña plaza pude ver que muchos de aquellos que una vez dijeron que nunca llegaría la epidemia y que hasta se burlaron de mis precauciones; aquel día se encontraban muy asustados, hasta a punto de llorar.

__¿Que será de nosotros?—dijo un ciudadano—¡a quién más nos tocara morir!—agregó.
Pasé de largo al puesto de salud. Muchos ciudadanos ya se habían unido a los trabajos de apertura del hoyo que serviría de letrina del establecimiento.

Momentos más tarde, llegó mi compañero de puesto, alertado por los enfermos que mandé a Otuzco la noche anterior. Luego el médico de Usquil tomó la dirección de las actividades de emergencia y se dispuso el traslado de enfermos al puesto de salud para que de la manera más urgente se le aplique el tratamiento.

Todos los moradores fueron alertados sobre las medidas de prevención; EL COMITÉ DE LUCHA, ya contaba con más miembros y en conjunto con las autoridades locales, se dispuso la inmediata conformación de una brigada para el traslado de enfermos como sea posible.

El problema era que nadie quería integrar ese grupo por temor a los contagios. Entonces tenían que ser los mismos familiares o vecinos quienes cumplan esa función.
Esa tarde también regresó el ciudadano que fue al Hospital de Coina, trayendo consigo más insumos y equipos de parte de la fundación **OSWALDO KAUFFMAN**.

Empezaron a llegar los contagiados de todas partes; estaban inconscientes y demacrados, envueltos en palos como tamales, otros, aun gritando su dolor por los crueles retorcijones que produce el mal.

Esa tarde el pequeño ambiente del puesto de salud se convirtió en un cuarto de hospital, con la diferencia que no había camas y los enfermos eran tirados en el piso protegidos con algunas cobijas. Ahí recibían su tratamiento intravenoso, y ni bien salían del estado grave se les daba de alta para que sigan su rehidratación oral en casa. Luego ingresaban otros pacientes que estaban en espera.

Horas antes yo acudí a una atención domiciliaria para ver a un enfermo que, según los familiares, tenía unos síntomas diferentes a la epidemia. Se trataba de un varón que acostumbraba a tomar alcohol y vivía solo.

El hombre no tenía signos de deshidratación, pero había empezado con vómitos y diarrea desde la madrugada, no era entonces necesario trasladarlo al puesto. Pero había un signo raro: presentaba sangrado intestinal; y eso me puso en sospecha de algo muy grave.

Al preguntarle que más pasó, dijo que enterado de la epidemia y teniendo los síntomas, había tomado una cucharada de cloro que por aquel tiempo aún tenía en su poder, dado que se le aplicaba al agua para mantenerlo estéril.

Los capacitadores de CARE PERU decían que el cloro mata todo tipo de gérmenes, por lo que el referido enfermo consumió el producto creyendo que sería un remedio de mucha efectividad. Eso me preocupó, entonces le indiqué que deben trasladarlo al puesto de salud, y así lo hicieron.
Ya en el establecimiento, el médico pronosticó algo más grave; "HEMORRAGIA INTESTINAL. Sin embargo, se le aplicó el tratamiento de control porque estaba consciente, pero seguía con dolor abdominal.

Esa noche fue fatal. era mi segunda noche sin dormir. Los pacientes seguían tirados en el piso y nosotros solo éramos tres integrantes del equipo; dos técnicos y el médico. Así, como ya salían algunos enfermos fuera de peligro, ingresaban otros con síntomas graves. Teníamos que lavarnos las manos a cada momento en las frías aguas a fin de evitar ser contagiados, instalar vías y administrar los antibióticos.

Fuimos abastecidos con varias lámparas a kerosene, gracias al comité de apoyo; por lo que el pequeño establecimiento lucía iluminado como en una ciudad.

EL SEGUNDO DÍA

Era un jueves. El paciente del sangrado intestinal seguía con pronóstico reservado. Los síntomas de peligro no pudieron ser controlados. Entonces el médico ordenó traslado inmediato, pero hasta ese día y momento, el hospital de Otuzco no se hizo presente con nada; no contábamos con facilidad alguna para comunicarnos.

Un profesor que también era de la zona decidió caminar hasta otro lugar aledaño a más de dos horas de distancia donde había un teléfono público monedero; desde ahí pudo hablar con el director del referido establecimiento para hacerle recordar que Barro Negro está enfrentando una epidemia y hay un enfermo grave que debe ser trasladado con urgencia.

El docente regreso luego de más de dos horas de camino, pero hasta ese momento no llegaba ambulancia alguna de Otuzco. Nosotros seguíamos en la batalla. El hijo del juez había vuelto a la vida y recibió a su hermano mayor que en su lecho de convaleciente se abrazaron y lloraron. Para ambos era duro aceptar que el padre ya fue sepultado y que se quedaban huérfanos.

Los días que yo pasé sin comer ya empezaron afectar mi estómago y tenía dolor, me vi obligado a tomar antiácidos. El exceso de estos medicamentos me llevó a presentar ciertos síntomas intestinales que aparentaban el inicio de la misma enfermedad epidémica; pero luego fue pasando hasta desaparecer.

El paciente con sangrado intestinal continuaba de mal en peor. Era un caso incontrolable. Se acostaba y se levantaba quejándose con dolor abdominal y ninguna ambulancia llegaba, hasta que al promediar las tres de la tarde dejó de existir, luego de sufrir un paro cardiaco en el que por supuesto no pudimos ayudarlo.

El hombre vivía solo y sin hijos, por lo que los hermanos, familiares y amigos colaboraron para la adquisición del ataúd, mientras que otro grupo de gente fueron al cementerio a excavar la sepultura. A punto de cinco de la tarde fue sepultado cuando la niebla se posaba sobre el pueblo.

Por la prontitud de los hechos entre su fallecimiento y entierro la gente pensaba que fue sepultado aun con signos de vida, pero lo cierto fue que nosotros tratamos de reanimarlo manualmente en reiteradas veces sin resultado. Estaba más o menos una hora sin signos vitales dentro del establecimiento junto a los otros enfermos, por lo que el médico confirmo su deceso.

Momentos después que falleció el paciente llegaron los refuerzos de Otuzco. El mismo jefe de lo que se llamaba "unidad territorial de salud" UTES junto con enfermeras y otros agregados llevaron a la gente a un salón de la escuela y ahí dieron una charla diciendo que **"han venido a combatir la epidemia"**, cuando en realidad nosotros ya lo habíamos controlado con el saldo de solo tres fallecidos desde el inicio del brote.

Luego del supuesto gran triunfo, el jefe de la UTES se acercó a mí y me dijo **"hemos sabido que tu trabajaste mucho desde el inicio de la epidemia, puedes ir a descansar, ya llegamos nosotros"** entonces le conteste **"es que ya hay muy poco por hacer y ya pasó lo peor, el que más necesitaba de ustedes, ya falleció"**.

Pocos enfermos nos quedaban para esa noche, ya no ingresaban más. La comitiva retornó a Otuzco al terminar el día. Al promediar las 9 de la noche por fin me retiré a descansar mientras los compañeros siguieron atendiendo a los últimos casos.

Al día siguiente; viernes, llegaron algunos otros enfermos con síntomas de la epidemia a los que ya atendimos con tratamiento de control a domicilio; sin embargo, había otros que por autosugestión ya decían sentir molestias digestivas y exigían medicina.

El médico de Usquil regresó a su establecimiento, pero en ese instante llegó una enfermera técnica para nuestro apoyo. Nos mantuvimos atentos durante todo el día, pero ya no se presentó caso alguno de gravedad.

El comité de lucha con la colaboración de la gente había implementado un comedor especial para el personal de salud que cumplía con todas las normas de higiene. Hasta las cucharas eran servidas dentro de un recipiente con agua hirviendo, que garantizaba la inactivación de cualquier microbio.

Todo volvía a la normalidad, mas no para las familias que perdieron a sus seres queridos. La población seguía en zozobra y muy asustados por los acontecimientos.

EL TERCER DÍA
Un viernes muy triste para algunas familias, pero de triunfo para aquellos que ya se encontraban a salvo, los casos siguieron llegando, pero cada vez había menos personas infectadas.

CUARTO DÍA
No fue el mismo de los sábados anteriores. Esos días especiales donde había mucha gente que venían de los diferentes lugares para el intercambio comercial.

Pocas personas se reunieron en la plaza y pocos comerciantes llegaron desde Trujillo. Las autoridades y el comité especial prohibieron la venta de cerveza, pero fue el mismo teniente alcalde de la municipalidad que transgredió la norma y de su misma tienda, despachaba el negocio. Él mismo se dedicó a beber. Nuestra enfermera le llamó la atención, pero no le hizo caso.

Por la tarde tuvimos un nuevo pero leve caso, que lo atendimos rápidamente. Esa noche ya pudimos descansar tranquilos y al siguiente día todo fue normal.

Sin embargo, nos mantuvimos alertas durante esa semana, pero ya todo terminó, sin mayores novedades sobre la epidemia. Un total de seis personas perdieron la vida.

El impacto fue tan consecuente que el comité de lucha junto con las otras autoridades ordenó la inmediata construcción de letrinas en el pueblo y los moradores acataron la orden sin mayores resistencias. En pleno invierno trataron de construir de cualquier manera sus servicios higiénicos.

El pueblo lamentó la muerte del juez. Fue una persona muy entusiasta y dispuesto a brindar ayuda, siempre ocupaba algún cargo en la comunidad por su disposición a servir. Si desde un primer momento los familiares hubiesen tenido conocimientos sobre la medicina oficial, no hubiesen perdido el tiempo en sus creencias y hubiesen actuado rápidamente de manera correcta. Este caso demuestra de manera fehaciente la manera en que las costumbres ancestrales en temas de salud, afectan la vida y el bienestar de una comunidad.

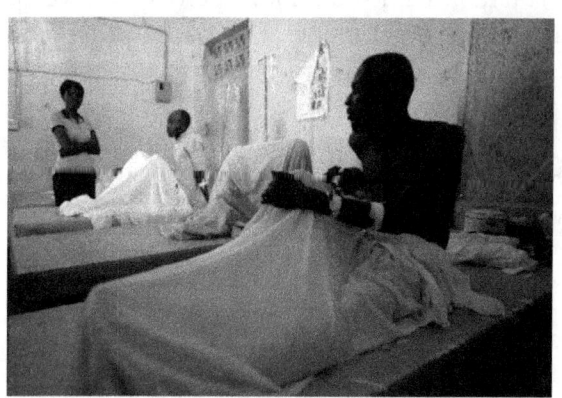

MI RETIRO DEL ESTABLECIMIENTO Y OTROS RETOS.

Luego de superar la epidemia del cólera, unos funcionarios de la ONG que por aquel tiempo estuvo instalando el agua potable, notaron mi destacada dedicación a los servicios de salud pese a no contar con contrato alguno ni recibir ninguna remuneración por mi trabajo. Entonces, me propusieron ayudar para postular otra vez al ministerio de salud con la garantía que sería recomendado por ellos, para lograr el ingreso.

Por supuesto que acepté y tiempo después logré aprobar el examen de conocimientos ganando una plaza para un distrito muy alejado de la ciudad cuyo viaje demoraba tres días en camión y desde el paradero se tenía que hacer viaje a pie, hasta la zona donde quedaba el establecimiento.

Eso no era problema para mí porque tenía la energía y la costumbre de caminar largas distancias. Pero luego de estar tres días en el curso de ganadores y nuevos trabajadores, esa tarde llegó un funcionario y dijo que esta vez no podrían adelantar ningún presupuesto del sueldo de cada uno para gastos de instalación, debido a que, en el último taller, algunas personas recibieron todo lo necesario y luego desaparecieron.

Esto comprometía a que todos se trasladarían con su propio dinero hasta su lugar de trabajo y luego volverían a cobrar su primer sueldo dentro de los treinta días. Todo esto fue para mí un castigo tremendo, porque mi establecimiento era el más lejano y por lo tanto más costoso.

Necesitaba dinero urgente y lamentablemente nadie me quiso ayudar por lo que me vi obligado a renunciar a la plaza, con la condición que me presentaré a la siguiente convocatoria y sería exonerado de la prueba de conocimientos.

Cuando se lanzó la nueva postulación yo volví a presentarme, pero esa vez ya no eran los mismos miembros del jurado, por lo que no aceptaron mi petición y más bien yo estaba como **marcado** por haber renunciado.

Otra vez regresé a mi pueblito, pero ya no quise atender enfermos, solo esperaba que finalice el año y empiece el siguiente. Tenía la intención de volver a la ciudad para retomar mis planes de estudiar.

Cierto día mientras me encontraba haciendo trabajos de campo, recibí la visita de dos personas que venían de una comunidad cercana.

Me propusieron formalizar un contrato privado a fin de brindar servicios de salud en su pueblo, ya que se les había presentado dos casos de muerte por un supuesto brote de la misma epidemia. Habiendo tenido conocimiento sobre mi destacada labor en el caso anterior, requerían mi presencia para enfrentar los contagios debido a que el estado les negó la ayuda.

No fue fácil aceptar esa propuesta porque eso cambiaria y retrasaría todos mis planes de estudiar, pero conmovido por la situación de la gente, lo pensé por dos días consecutivos y luego afirmé mi compromiso.

El local que habían destinado para el establecimiento era la continuación de una casona construida de material rústico con pisos de tierra. Desde ahí se empezó a equipar con mis materiales y los muebles que puso la comunidad organizada, dándose inicio a todo un trabajo de prevención de los contagios.

Me reuní con los pueblos aledaños y en coordinación con sus autoridades se eligieron **promotores de salud** a quienes los capacité sobre atención primaria y rápidamente logramos erradicar la enfermedad, sin ayuda del Estado.

Los casos que atendí en todos esos amplios territorios son múltiples, pero de acuerdo al título de esta obra solo voy a narrar los hechos que más se relacionan con las creencias y patrones culturales de esas comunidades:

UN ESQUELETO VIVIENTE.

Era una mujer de unos 45 años de edad que había estado sobreviviendo escondida en su casa varios meses, por vergüenza a que la miren debido a la desconfiguración de su cuerpo. Tenía la apariencia de un completo esqueleto forrado con piel arrugada como un trapo viejo.

Sus familiares ya habían gastado mucho dinero en viajes a los más lejanos lugares y ya se había sometido a los más absurdos actos de **curación**, habiendo tomado todo tipo de brebajes.
Por supuesto que el diagnostico radical impuesto por los múltiples curanderos, naturistas, hechiceros y curiosos eran **"brujería, mal de piedra, aire de agua, mal viento, aire del maligno"** etc, etc, etc.

Como consecuencia de los brebajes consumidos ya sufría de fuertes dolores de estómago dificultando aún más su estado nutricional. Ya no podía ver, estaba totalmente ciega y su piel presentaba ciertas heridas difíciles de sanar.

Los familiares mantenían en secreto todo lo que pasaba y hasta no querían que alguien sepa que la mujer estaba enferma.

Estaban convencidos que se trataba de una brujería, por lo que sospechaban que sus vecinos le impusieron la enfermedad por alguna venganza y querían evitar las burlas.

Cumpliendo con esos requerimientos yo tuve que visitarla por la noche a pedido de los familiares con la recomendación de que a nadie se le cuente; esa era la orden del último curandero que la tenía a su cargo.

Sin embargo, para ellos yo solo era necesario como para administrarle alguna vitamina o algún remedio que mejore su estómago; eso había ordenado el curandero pero que no se le haga nada más porque según él, todo el proceso era un mal del que **"la ciencia no sabe nada" y que cualquier medicina de farmacia sería peor que la enfermedad.**

Para mí no era una sorpresa escuchar este tipo de "diagnósticos" y recomendaciones, por lo que traté de explicar a los familiares que **LO QUE EL CURANDERO LLAMA BRUJERÍA, LA CIENCIA LO LLAMA "DIABETES"** y que, si en tanto tiempo, él mismo no pudo curar el mal ni mucho menos amenguar los síntomas, entonces se debería optar por el método de la ciencia.

Por supuesto que yo le expliqué sobre el diagnóstico y control más un posible tratamiento. Le hice entender sobre la gravedad por el avance de la enfermedad.Por aquel tiempo en la comunidad no existían servicios de laboratorio; por lo que le sugerí que deberán llevar a la enferma a un establecimiento donde le hagan el diagnóstico preciso.

Le aseguré que de salir positivo y si los especialistas diagnostican que los procesos ya no tienen solución; deben evitar gastar más dinero inútilmente con el curandero; lamentablemente, la mujer moriría pronto y nada podría sanarla, salvo algún milagro divino que nada tiene que ver con el curandero.

Mi manera de explicarles sobre la brujería y la ciencia como que funcionó. Además, dadas mis condiciones de haber nacido en la misma zona, parecía dar credibilidad a mis palabras.

Entonces, en los siguientes días trasladaron a la paciente a una ciudad para una consulta médica cuyo diagnóstico fue justo una **diabetes avanzada.**

La mujer falleció como a los 20 días después. Por lo menos se puso freno al gasto exagerado e inútil de dinero por lo que los familiares empezaban a creer en la ciencia médica. Según me enteré tiempo después, el curandero aseveraba en su ciego desconocimiento que **"la enferma falleció porque la llevaron a los médicos"**.

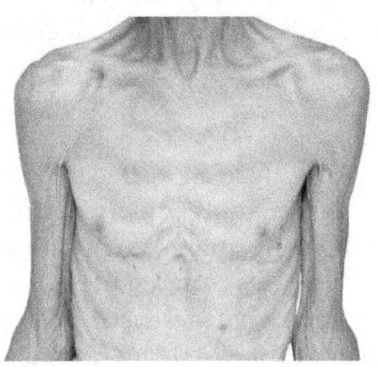

USANDO A LAS DIFICULTADES

En la comunidad se formó un grupo de personas que empezaron a propagar todo tipo de injurias contra mí; yo no sabía cuál era el motivo, por lo que deduje que se trataba de algún sentimiento de envidia o rencor por algo que como ser humano pudiese haber cometido. Yo era muy joven en esa época.

La comunidad dejó de pagarme la pequeña remuneración acostumbrada, por lo que yo decidí seguirla solo; como autofinanciando mi trabajo, lo que causo aún más odio.
Estuve usando un local de la comunidad, pero al servicio de ellos mismos y por supuesto yo tenía que cobrar por mi trabajo. Fue así que cierta vez fui citado a participar de una reunión donde se me dijo con toda claridad que debo desocupar los ambientes.

Esto desato una gran polémica entre todos los integrantes de la comunidad que de inmediato alguien gritó: **¡aquel que quiera que este hombre se vaya que primero nos ponga a su reemplazante!** Esto fue suficiente para que la gran mayoría ratifique mi presencia en el lugar, dejando en ridículo a los integrantes del grupo que estuvo en mi contra.

Sin embargo, las cosas no quedaron ahí; mis ahora enemigos trataban de buscar mi más mínimo error o negligencia para demostrar a la comunidad que soy un mal elemento.

Entonces aquellos que estaban a mi favor me recomendaban que debo ser muy cuidadoso con los enfermos a fin de que no vaya a ocurrir alguna mala práctica que comprometa mi situación y tenga que ser denunciado tal como pasó con mi padre.

Eso, por supuesto, me puso en alerta máxima que me negué muchas veces a atender casos graves por el mismo temor a las represalias, teniendo en cuenta que hasta la ley estaba en mi contra; de seguro que me iría a la cárcel por muchos años.

Era, por lo tanto, necesario y hasta urgente ser más eficaz en mi trabajo y para eso necesitaba mayores conocimientos. Tener en cuenta que en la comunidad no existía ningún medio de comunicación telefónica, como si lo hay ahora. Entonces, teniendo un enfermo en mi delante tenía que enfrentar como sea y con lo que tenía a mi alcance para frenar los síntomas en las primeras atenciones. Ni siquiera había transporte como para traslados rápidos.

Fue así que me dediqué a comprar más libros de medicina, actualizarme incluso en especialidades. Viajaba con frecuencia a la ciudad de Trujillo, entraba a la facultad de medicina y ahí me pasaba horas escogiendo libros de todos los ramos. Regresaba a la comunidad y pasaba días completos leyendo y haciendo resúmenes.
Por las noches me metía a la cama en compañía de algún libro, alumbrado por una vela, que colocaba pegada a la madera de mi catre.

En medio de ese temor recurrí a mi viejo amigo; un abogado que antes fue mi profesor de primaria y que por cosas de la vida volvimos a encontrarnos después de mucho tiempo. El profesional me daba aún más ánimos e influyó en mí, a seguir en mi trabajo, haciendo frente a todas las dificultades.

El libro que más me impacto fue uno sobre semiología de un médico argentino que en unos textos decía: **"El medico se hace atendiendo enfermos y estudiando historias clínicas"**, otra frase decía: **"no cura más aquel que tiene tantos títulos si no el que tiene la confianza de las gentes"**.

Justo, yo tenía la confianza de mucha gente frente al odio de unas cuantas personas. Esos pocos con el tiempo reconocieron su error y ellos mismos me pidieron disculpas. Sin darme cuenta, también había triunfado sobre el odio y el rencor.

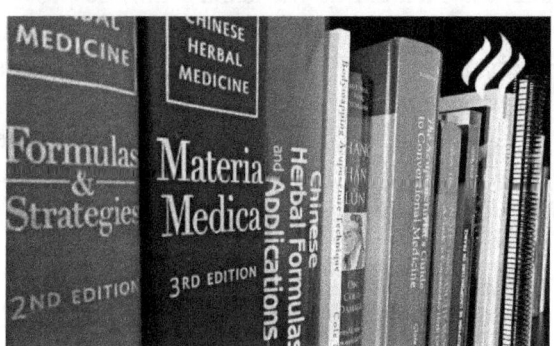

LA FAMILIA "EMBRUJADA"

Eran muy jóvenes y ya tenían un hijito de dos años de edad que aun amamantaba. Yo escuchaba decir a la gente que "fulana de tal está muy mal". Pero nadie solicito mis servicios.
Sabía que cuando eso sucede es porque a la familia no le importa la ciencia médica; están convencidos que es una enfermedad "ajena o impuesta" como lo llaman ellos con todos sus nombres y calificativos ancestrales. En esos casos es mejor no meterse, aunque duela su desgracia.

Pasaban los días, semanas y las voces seguían diciendo que sigue muy mal y que ya no come ni habla. Eso como que me animaba a trasladarme hasta la comunidad vecina donde estaba la casa para imponer mis conocimientos y así salvar una vida (sería un acto heroico, pero también un riesgo), un triunfo sobre el mal o sobre las costumbres que hacen daño, pero podría salir mal parado cuando alguien responda con violencia.

Entonces me detuve una y otra vez, hasta que iban ya casi dos meses y esas mismas voces pregonaron que **ya falleció**, dejando al niño huérfano y al hombre viudo joven. Me dolió esa muerte prematura y me auto culpé muchas veces por no actuar a la fuerza, pero ya era tarde.

Así pasaron los días hasta que nuevamente escuché esas voces populares que decían que ahora es el viudo que estaba con la misma enfermedad, los mismos síntomas, lo que confirmaba para ellos que **"era una brujería"** porque según las leyes ancestrales **"alguien de la vecindad te tiene envidia o te tiene odio por algo, entonces manda a embrujarte por venganza y el mal ajeno no para, hasta acabar con el último miembro de la familia.**

Eso me hizo suponer que se trataba de alguna enfermedad contagiosa y nuevamente dominé mi impulso de ir a ofrecer mis servicios. El hombre era mi amigo, lo conocí cuando atendí a su madre hacía un tiempo atrás frente a una enfermedad más o menos grave y parecida.

Hasta que cierto día un vecino del enfermo llegó en busca de mi ayuda y de inmediato me trasladé hasta la zona.
 Por el camino, el hombre me contaba que ya habían hecho de todo con respecto a sus costumbres, dijo que al principio todos aseguraban que el mal era una maldición del diablo, un aire maligno debido a que habla cosas raras y decía que ve lo que ellos no podían ver.

Por aquel tiempo, la comunidad estaba pasando por lo que podemos "llamar una corriente de religiosidad".

Muchas de las familias ya eran evangélicas y su doctrina les enseñaba que no existe la brujería pero que Dios cura a través de la oración y cuando eso ya no funciona entonces es necesaria la consulta médica. Efectivamente me dijo que ellos están cumpliendo con ese mandato divino y era así que tomaron la decisión de buscarme.

__Ya hemos orado noches enteras – dijo—hemos traído a los pastores desde lejos porque ellos han logrado curar a muchos enfermos, pero esta vez no funciona.

Cuando entré por la puerta vi al enfermo en posición sentado con el rostro desfigurado, los ojos hundidos y la piel oscura, labios secos levantando costras. No me conoció, estaba desubicado y desorientado. En efecto, decía ver a un perro y señalaba el lugar donde supuestamente estaba el animal, pero ahí no había nada.
__Para que veas—dijo el hombre que me acompañaba— así habla una y otra cosa.

Cuando le toqué la frente, me sorprendió el estado de calor que tenía, lo que confirmó de inmediato que el enfermo estaba atravesando por un grave proceso infeccioso y a punto de entrar en lo que se le llama **"shock séptico"** que consiste en una invasión de bacterias en la sangre que conlleva a la muerte, en un cortísimo tiempo.
Miré a la familia; la madre que esperaba algo de mí con una mirada de esperanza;

__Este hombre está a punto de morir por falta de remedio— les dije.

Siempre acostumbraba llevar mis medicamentos y equipos de examen clínico por lo que de inmediato procedí a inyectarle el medicamento correspondiente. Luego regresé al establecimiento para abastecerme de cloruro de sodio y el resto de equipos de vía intravenosa.

Cuando volví, ya el enfermo había mejorado notablemente, ya podía reconocerme. Le instale la vía en las venas secas y su rostro empezó a tomar color; agradeció y se dispuso a conversar mientras pedía algo de comer.

__ ¡Después de tanto gastar! —exclamó la madre con un acento de tranquilidad.

__ Pero seguro que sí tendrá mal viento— agregó—porque así empezó: decía que ve perros y otros animales; no podía dormir, hablaba una y otra cosa.

__ Son los efectos de la fiebre—le expliqué— Afecta al cerebro y entonces se trastorna la percepción.

Mas de 15 días estaba postrado. Cuando me contaron que la esposa fallecida tenia los mismos síntomas; supuse que fue una bacteria contagiosa probablemente "tifoidea" por lo que aproveché para explicarles a todos esos procesos de contagio, el control y tratamiento.

Todos se arrepintieron de no haberme buscado antes y entendieron la grave confusión que causan las costumbres ancestrales sobre las enfermedades contagiosas, pero ya era tarde.

El enfermo siguió en tratamiento previa sugerencia que debería recurrir a un hospital para hacerse un diagnóstico preciso. A la familia le recomendé la respectiva higiene y los medios de prevención, luego me despedí.

LA PICADURA DE SOL

Era un hombre de unos 50 años perteneciente a una secta religiosa. Normalmente se dedicaba a trabajos de campo como casi todos los de la zona. Pero cierto día presentaba fiebre y dolor general. Los familiares solicitaron mis servicios como para saber qué es lo que yo decía. Pero al respecto ya me advirtieron que el ahora enfermo, estuvo laborando en su chacra cuatro días enteros y en pleno sol.

Me trasladé a pie por un escarpado camino de subida, llegando después de una hora y media de caminata. Sobre la espalda me pesaba la mochila con los equipos y materiales de servicios a domicilio. Cuando llegué, vi que un grupo de religiosos estaban orando alrededor del paciente.

__Ya hicimos lo que a Dios corresponde— dijo el pastor—ahora dejemos que la ciencia haga su trabajo.

Luego de saludarme muy cordialmente salieron del cuarto. Todos vestían saco y corbata, eran de la zona y llevaban la Biblia entre los brazos.

Qué contraste sentí en aquel momento y al mismo tiempo ¡qué satisfacción!; ver a un grupo de personas que creían en un Dios supremo, pero al mismo tiempo respetaban y tenían muy en cuenta que sus oraciones no son todo, sino más bien es necesario la acción del hombre como descubridor, como profesional y como persona capacitada para enfrentar una enfermedad.

El enfermo presentaba respiración agitada y se quejaba de dolor general. No tenía tos ni molestia alguna en la garganta como para sospechar algún problema respiratorio.

Probablemente tendría un proceso infeccioso quizá bacteriano, pero tal vez viral. No había otros signos o síntomas como para sospechar que la infección estaría localizada en algún sistema del cuerpo.

Sin embargo, una pista me llevó a presumir el diagnóstico; dijo que la orina estuvo más oscura de lo normal y que por las noches orinaba muchas veces.

Entonces le seguí buscando las otras señales a la infección **de vías urinarias**, hasta que mi sospecha ya era más clara. Lejos de un laboratorio o de otros sistemas de diagnóstico preciso; es de importancia actuar, eso lo aprendí de los muchos médicos que me entrenaron y los múltiples libros de medicina que venía leyendo.

Entonces le expliqué al enfermo y a la familia que se tenía que iniciar con el tratamiento de forma inmediata y para eso debería inyectarle un medicamento. La respuesta fue por supuesto "negativa"

__Nosotros sabemos que es una **"picadura de sol"** –dijo de manera contundente la esposa— y "dicen" que en esos casos la medicina de farmacia lo empeora y hasta le puede producir la muerte.

Eso me dejo mudo por un momento; no sabía cómo enfrentar esa creencia: Si le decía que la llamada "picadura de sol" no existe sería desatar una polémica entre la ciencia y sus creencias.

Si decidía por regresarme sin haber hecho nada, el enfermo podría morir o ser trasladado a un curandero y gastar más dinero creyendo que es una brujería porque ese era el fin de aquellos enfermos que rechazaban los tratamientos convencionales; morían creyendo en lo que le dijo el curioso.

Pero si le ponía la inyección también podría suceder que presente alguna reacción como es lo característico de la medicina química y me culpen por ello, habiéndome advertido que le haría daño. Hasta podría salir mal parado de esa situación.

Entonces pensé, luego decidí y le dije:

Yo: Lo que voy a colocar es justo una ampolla para "la picadura de sol".

Esposa: ¿Qué, también existe eso?

Yo: Claro, también, tengo esa medicina y ahora hay para todo, hasta para "el mal viento" y "la brujería".

La mujer mostro una sonrisa de alegría y sorpresa al igual que el enfermo.

__Solo que a veces, como que le empeora un poquito por unas horas—le dije, como preparándola para que entiendan sobre alguna reacción que se presente y mantengan la tranquilidad.

__Por eso confiamos en usted—dijo el enfermo—Sabemos que siempre tiene una solución a nuestros males.

Preparé el medicamento y la inyecté. Lo vigilé por un momento y el enfermo solo le dolió por un rato, como es de suceder en las inyecciones, luego se calmó.

Le dejé algunos otros antibióticos y analgésicos para que tome y regresé no sin antes haciéndoles saber que volvería al siguiente día, a la misma hora, para ver cómo va y de ser necesario seguiríamos con las inyecciones, pero si ya está mejor entonces cambiaríamos a pastillas o cápsulas.

Al siguiente día llegué a la misma hora y encontré al enfermo ya casi sano y caminando por el patio de su casa.
__ ¡Oiga qué buena medicina! —dijo sonriendo— Me hizo sudar un buen rato, pero luego me calmó con fiebre y todo, ya estoy bien. Primera vez que me entero que también hay ampolletas para la picadura de sol— agregó.
__La medicina ya existe desde mucho antes—le dije—lo que no existe es una picadura de sol.
__ ¿Cómo? — Preguntó con cierto asombro.
__Lo que yo le he colocado es una inyección para la infección de vías urinarias—le expliqué— porque esa es su enfermedad, no una "picadura de sol".
Procedí entonces a explicarle todo sobre el proceso de infección de las bacterias, sus síntomas y sus consecuencias en el cuerpo y hasta le hice saber que el sol podría desencadenar los síntomas o exponer al cuerpo para que las bacterias se multipliquen, pero nunca producir una enfermedad como la que él tenía.

Le puse algunos ejemplos claros, comparándolo con otros agricultores que también trabajaron aquel día bajo el mismo sol y no les pasó nada.

Al haberle demostrado con ejemplos claros, el enfermo y la familia quedaron convencidos que no existían ni existirán tantas **enfermedades impuestas** por las mismas creencias. Como los síntomas ya casi estaban extinguidos, entonces solo procedí a aplicarle otra inyección y le dejé su tratamiento vía oral para los siguientes días hasta completar lo recomendado por la ciencia y me despedí.

LA BRUJA DISFRAZADA

El enfermo yacía tendido sobre su cama, con la piel muy pálida y decía sentir dolor en el estómago con sensación de quemazón. Comía poco porque la comida le producía más dolor.

Trabajó anteriormente como peón de mina, pero ya pasaban dos meses que no podía laborar debido a que cada día sentía menos fuerza en sus músculos, es decir, su vida se extinguía lentamente. Dormía mucho y no podía levantarse porque sentía fuertes mareos.

Sus ojos la movía lentamente dejando notar su palidez. Hablaba de manera muy pausada y sus brazos al igual estaban muy delgados y pálidos. **La pista fue muy clara como para seguirle el rastro a la anemia.** Le pregunté si alguna vez vomitó un líquido oscuro y dijo que no.

Si tal vez vio manchas oscuras en sus heces, tampoco recordaba. Pero fue la esposa que dijo haber observado unas pequeñas partes a manera de hilos oscuros en el bacín en los últimos días; cuando ya el enfermo no podía levantarse para ir al baño.

El diagnóstico presuntivo, por lo tanto; estaba hecho y yo estuve a punto de decirle la causa de su enfermedad, pero la mujer prosiguió:

__Por eso sospechamos que se trata de **"un mal daño"**—dijo refiriéndose a la brujería—alguien le ha dado de comer eso, por esa razón esta así. Cuando recién empezó a sentirse mal, lo llevamos a un curandero de Huamachuco que lo escuchábamos hablar en radio sobre esos males, y justamente él, nos dijo que una mujer gorda le había hecho la brujería por culpa de unos terrenos que compramos hace algunos años y que ella también quería comprarlo, pero nosotros pagamos un mayor precio. Yo, sí recuerdo que eso pasó, por lo que era cierto lo que dijo el sabio—añadió la mujer.

__ Nos cobró mucha plata para que lo cure y lo hemos pagado, pero en vista que él sigue mal, entonces decidimos que usted le ponga alguna vitamina o nos diga qué podemos hacer—concluyó.

__Gracias por la confianza—le respondí y otra vez estuve a punto de explicarle todo, pero el hombre enfermo interrumpió:

__Todo empezó cuando una noche salí de trabajar de la mina—dijo con su voz apagada y triste—estaba la luna llena y eran tiempos de verano. Cuando estuve pasando por un lugar silencioso, me salió un zorrillo de entre unos arbustos como que de frente a morderme.

Yo me defendí a patadas porque venía con botas de trabajo, pero el animal se iba haciendo más grande, más grande, hasta que llegó a parecerse a un ternero y me atacaba.

Entonces yo me defendía con el casco; pero seguía haciéndose más grande. Menos mal que alguien venía del otro extremo del camino y sus pasos espantaron al animal que se hizo pequeño y se perdió por entre los arbustos hasta que desapareció.

Yo me quedé muy asustado hasta sentía que mi corazón latía con mucha fuerza. El estómago me empezó arder en ese momento y al siguiente día ya sentí este dolor, que ha ido empeorando cada vez más, lo que hace sospechar que sí es un mal daño. Eso dijo el curioso, que **"la bruja salió en forma de zorrillo"**—acotó.

Yo estuve a punto de reírme, pero nuevamente detuve mis impulsos de gritar semejante confusión, estafa, inocencia, ignorancia, en fin.

__¿Cuánto les ha cobrado el curandero?—pregunté:

__ No puedo calcular cuánto— dijo la mujer — porque han sido varias veces, pero hemos tenido que vender el mismo terreno para pagar, más los viajes de ida y vuelta. Ya no tenemos platita.

__Bueno y que remedios o como le ha curado— pregunté otra vez.

__Al principio me dio unos remedios que parecían sábila—contestó el enfermo —eran un poco amargos. Después me dio unos jarabes, que sí me calmaban, me sentía muy bien, por eso es que yo seguí con el tratamiento.

Me dijo que dentro de un mes estaría sano, después me sahumó con humo de plumas y no sé qué más iba echando a una cazuela caliente. Oraba mucho a Dios y a los santos para que me libren de este mal y para qué voy a negar, sí me sentí bien.

Pero sucede que últimamente empeoré y cuando volvimos otra vez al señor, nos dijo que me" **yaparon",** o sea, que me volvieron a dar la bujería en comida. Como ya me sentí bien volví a salir al pueblo y seguro por ahí me dieron.

Entonces, ha dicho que ya no puede sanarme, que ya está muy avanzado y por eso es que yo quisiera que usted me coloque un suero con vitaminas, como para vivir unos días más, porque seguro que moriré con esta desgracia—concluyó.

__¿Tiene los frascos de esos jarabes?—pregunté.

__Sí –contestó la señora, mostrándome unos envases vacíos de antiácidos que sacó de entre unas bolsas.
__¿Entonces están seguros que es una brujería?— le pregunté.
__Sí— contesto el enfermo— estamos todos seguros, por eso también, estamos viendo la manera de denunciar a la señora que me ha hecho esto, porque así no debe ser. Ella vive por acá nomas, nosotros sabemos quién es.

Entonces opté por ir de frente a la acción y le dije:
__Pues yo le puedo curar de su brujería y no le cobrare tanto como los curanderos, solo me pagarán de las medicinas que use y a su precio justo más mis salidas a su domicilio en los primeros días y luego usted mismo irá al establecimiento, porque seguro que podrá volver a caminar sin mareos ni debilidad.

__Que Dios le pague por su bondad—dijo la esposa—porque en verdad ya no tenemos plata y él ya no puede trabajar. Yo con mis hijos pequeños estoy a las justas y hemos pensado vender el otro terreno para pagar a otro curioso, pero nos preocupa si se muere, con qué plata haremos el velorio—concluyó echándose a llorar.

Convencido de que se trataba de una **gastritis emotiva sangrante**, inicié el tratamiento de control del sangrado estomacal para frenar la pérdida y luego sus antiácidos a fin de evitar el dolor. Recomendé una alimentación blanda con mucho contenido de sangre cuyo plato se conoce como **"CHANFAINA"** un órgano animal con mucho contenido de hierro, es el **vaso** que en la zona se le conoce como **"caple"**.

No pude administrar el hierro intravenoso por no tenerla a la mano; además por aquel tiempo era demasiado caro y solo se conseguía en la ciudad.

Todos los días durante una semana tenía que trasladarme hasta el domicilio a una hora de distancia caminando, para colocarle sus inyecciones intravenosas. Al cabo de ese tiempo el hombre volvió a levantarse y caminar sin mareos y su piel empezó a retomar su color. Ya tenía hambre, eso ya era un logro.

Siguió con la misma dieta por otra semana, pero ya sin inyecciones. Solo con cápsulas inhibidores de la secreción gástrica, antiácidos y protectores de estómago. Le recomendé que al terminar la otra semana me visitaran los dos para conversar en mi establecimiento.

Uno de esos días ambos aparecieron en mi puerta; la hice pasar y luego le dije que los invité para explicarles el detalle de su enfermedad a fin de que no vuelva a ocurrir. La señora bajó su quipe y me entregó una bolsa con muchos choclos de maíz; era la característica de un agradecimiento que acostumbraban en la zona. A veces mi cuarto ya estaba repleto de tantos regalos.

__¿Siguen pensando en la brujería?— le pregunté sentándome a mi mesa de consultas.

__Claro que sí—respondió el hombre, ya recio y con voz fuerte—pero yo nunca imaginé que usted también cura esos males—dijo con acento de sorpresa.

__Pues, yo tampoco— le contesté sonriendo— pero sucede que usted no ha tenido ninguna bujería— le dije.

__¿No fue brujería?— Pregunto la señora con mucha atención.

__¡Noooo, claro que no! —proseguí—usted ha tenido una úlcera sangrante. Supongo que ya tenía el problema cuando le asaltó el zorrillo, entonces usted creyó que el animal era una bruja, pero esos animales hinchan su cuerpo y su pelaje cuando se ven amenazados. Entonces como usted se asustó mucho, su estómago se llenó de acidez y eso produce una herida interna que al igual puede sangrar, esa sangre ha estado saliendo por su intestino lentamente.

Toda pérdida de sangre produce una anemia que no es más que la perdida de hierro, es decir, la sangre se vuelve más agua que sangre, por esa razón su piel se volvió pálida. Sus mareos eran el resultado del mismo problema porque la falta de hierro produce al mismo tiempo falta de oxígeno en el cerebro.

La medicina que le he dado, lo único que hizo fue frenar el escape de sangre, facilitar la cicatrización de la llaga del estómago que al parecer fue pequeña. Las otras medicinas evitaron la acidez por lo que como ve, ya está casi sano. Pero mantenga las normas de cuidado, no tome licor ni coma alimentos fuertes o muy ácidos, siga en el tratamiento por dos meses hasta que su llaga desaparezca y se vuelva a formar la capa de moco de su estómago.

¿Entonces no fue brujería? Volvió a preguntar la señora.
__No señora, no fue brujería—contesté—es más, **la brujería no existe o, dicho de otra manera, solo existe en la mente de la gente**, en sus creencias, sus costumbres, por lo tanto, dejen de odiar a su vecina, llévense bien con ella, que no tiene ninguna culpa y si pueden vayan al curandero para que les devuelva parte de sus tremendos gastos que han sido en vanos.

Para todos los males, la ciencia ya tiene un tratamiento. Son muy pocas las enfermedades que pueden escapar a los estudios científicos. Si hasta hoy no se ha estudiado a la brujería es porque en realidad no existe.

UNA MUERTE POR DESCONOCIMIENTO

La mujer de unos 45 años de edad, padecía de **gastritis crónica**; en múltiples oportunidades me visitaba para llevarse algunos medicamentos que solo le calmaban el dolor. Como era mi costumbre, le explicaba en cada vez los riesgos que ocurría al no hacerse un diagnóstico especializado para un tratamiento completo y oportuno. Pero nunca decidió curarse.
Una de esas veces me avisaron que debo conducirme rápidamente a su domicilio en horas de la noche porque estaba vomitando sangre.

Esa es una emergencia que no puede esperar y en esos casos es muy poco lo que yo podía hacer; por lo que le sugerí que de inmediato sea traslada a un hospital. Sin embargo, a esas horas de la noche, en un lugar sin servicios de transporte rápido, lo mínimo que se podía era colocarle una vía como para mantener el volumen de sangre en el cuerpo y tratar de controlar la perdida con los medicamentos de rutina.

Al llegar vi a la mujer agonizando con todos los signos de un **shock hipovolémico**, es decir, el volumen de sangre en el cuerpo era inferior al nivel donde se asegura el funcionamiento de los órganos vitales.

Luego de explicar el riesgo a los familiares, me dispuse de inmediato a aplicar la vía, pero lamentablemente, ya nada se pudo hacer y la mujer falleció en ese mismo momento, incluso cuando yo trataba de buscar una vena y no se le encontraba.

Como que ya todo estaba vaciado. Un lavador lleno de sangre posaba a lado de la cama, como si se hubiese destapado una herida de gran tamaño.
¿Qué paso, porque fue tan fulminante el sangrado?
Los familiares me explicaron que unos días antes, alguien le recomendó a un curandero que según tenía fama de sanar a la gente de muchas enfermedades crónicas. Como era de esperarse, el hombre le había indicado que efectivamente era una **brujería** y que cierto bicho se encontraba dentro de su estómago y era necesario expulsarlo mediante sustancias que produzcan vómito.

Por supuesto que le cobró una buena suma de dinero y le advirtió que el tratamiento se realizará en varias etapas y esa solo era la primera por lo que tenían que cancelar ya la mayor parte del monto acordado.

Me mostraron una botella con el brebaje que tenía olor a una sustancia acida como limón. Una de las hijas mencionó que la mujer decía que el líquido tenía un sabor como a piedra blanca, según el adjetivo puesto al **alumbre**.

Eso me lleno de indignación y como ya no había nada que hacer por la vida de la mujer, solo aproveché para llorar de impotencia, no sin antes explicarle a los ahora huérfanos y al reciente viudo que la pobre mujer ha tomado una sustancia demasiado fuerte que ha destrozado el estómago, y por lo tanto, se ha destapado un sangrado masivo que la llevó a la muerte, pero que no hubo ningún bicho que expulsar.

_**¿Por qué tanta indiferencia?**—les reclamé, **porque gastan su dinero en lo que realmente no les sanará, en lugar de gastar en el diagnóstico y tratamiento correcto. ¿Por qué confían más en un charlatán sin conocimiento alguno de nuestro cuerpo y por qué no confiar la salud a manos de quienes por lo menos, tienen una preparación básica en medicina?**
El llanto fue masivo de la familia, pero ya no había vuelta atrás.
_Espero que esta desgracia les haga reflexionar— les dije a todos y me regresé en medio de la oscuridad.

EL SILBIDO DEL MAL VIENTO

Cierta noche un agricultor, como de costumbre, salió de su dormitorio para miccionar, es decir, salió al patio de su casa. Cuando de pronto escuchó un silbido medio raro que le hizo voltear la mirada para ver qué ocurría en medio de la oscuridad.

En ese preciso instante el hombre sintió un dolor de cabeza que lo derribó al suelo. Al gritar de dolor sus familiares salieron a verlo y lo encontraron tirado con la nariz, la boca y los ojos torcidos hacia un lado.
El hombre tenía dificultad para hablar, pero sí se le entendía las frases; caminaba como cojeando de ambas piernas y los brazos lo movía con dificultad.
 En las siguientes horas quedó inmóvil de ambas extremidades. Entonces los familiares avisaron a los vecinos sobre lo ocurrido. Más personas se reunieron esa noche y varios coincidieron que se trataba un **"aire del maligno"** o la **"mala hora"**.

Fue así que lo sometieron a todas las costumbres del campo, herencia de sus ancestros, para curar la enfermedad. Una vez más acordaron no llevar al enfermo a ningún hospital porque según ellos**, los médicos no saben nada sobre esos males.**

Habían pasado ya varios días y viendo que no mejoraba, a alguien se le ocurrió enfrentar a las costumbres y sugirió que deberían solicitar mis servicios. Habiéndome enterado de la característica del proceso me trasladé con los equipos de examen clínico y algunos medicamentos.

Encontré al enfermo postrado, solo movía los parpados y una mano, pero ya no podía hablar.

__Un problema cerebral— le dije a los familiares, luego de medir la presión arterial que sobrepasaba los 180 sobre 100.

__Nada se puede hacer aquí— les expliqué—es urgente un diagnóstico especializado que solo existe en los hospitales de Trujillo.

__Eso no se va a poder—dijo una señora, en los hospitales dicen que matan a la gente a sabiendas, por eso vea usted si puede hacer algo o si no para buscar otro remedio—sentenció.

¿Cuál otro? —pregunte—ni se les ocurra llevar al enfermo a un curandero, no es ni mal viento ni brujería, ni mucho menos "el maligno" como ustedes dicen. ¡Es un derrame cerebral señores entiendan! La sangre se ha derramado en el cerebro por la rotura de alguna arteria o vena como consecuencia de su presión elevada.

__Pero por qué escuchó el silbido—preguntó un hombre.

__No hubo ningún silbido—le contesté—a veces la persona escucha eso, pero es algún sonido dentro del mismo cerebro como producto del problema que se desata en ese momento. Si ustedes deciden curarlo con sus costumbres, el hombre pasará años postrado en su cama y luego morirá después de una larga agonía y sufrimientos de toda la familia.

En cambio, si lo llevan a algún hospital, hay una gran posibilidad que se recupere debido a que los especialistas van a realizar una radiografía del cerebro, detectarán la gravedad del daño y aplicarán el control o tratamiento respectivo; por supuesto que no será fácil porque además necesitará rehabilitación por algún tiempo hasta que puede caminar –agregué.
__Ustedes deciden – les advertí—yo cumplo con informarles en honor a lo que conozco. Si no obedecen no se lamenten. Me retire no sin antes colocarle un medicamento debajo de la lengua como para controlar la presión arterial alta.

Luego de algunos meses nuevamente me solicitaron ir a atenderlo porque el paciente había sido trasladado a Trujillo y regresaba ya para la recuperación final. Cuando llegué a la casa, el hombre me agradeció mucho por la orientación. Hablaba con cierta dificultad, pero ya podía caminar con algún esfuerzo. Aunque su cara aún seguía un poco desalineada, pero estaba bastante recuperado.

Todos nos reímos del silbido y fue así que volví a explicar las razones por las que debemos desterrar ciertas costumbres ancestrales que son perjudiciales para nuestra salud.

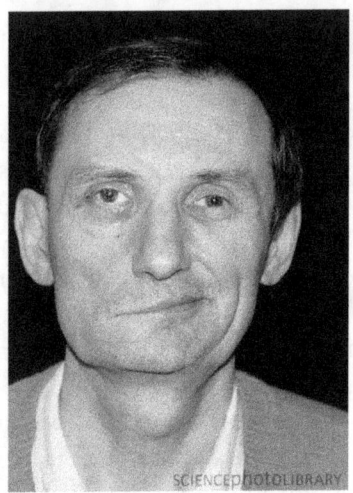

EL PODER DE LAS PLANTAS MEDICINALES

No se puede negar el poder de las plantas medicinales, pero cada caso tiene su propio método y momento de aplicarlo, hasta su forma y medida.

CASO 1.- Cierto día me visitó un hombre de unos 60 años que presentaba todos los síntomas de una **prostatitis**. El problema que no tenía nada de dinero para comprar algún medicamento. No me quedo más que recomendarle el consumo de ciertas plantas medicinales con las que de niño vi a mi padre curar esos casos.

Sabía que su proceso era muy grave y que talvez las plantas no podrían hacer efecto alguno, pero al no haber otra solución, le expliqué paso a paso sobre su uso:

Había una planta de hojas finas, tallo pequeño y flor morada, que crecía por entre los pastos. Un poco más grande que el orégano, pero muy parecido sin el olor característico por supuesto que la llamaban **"la yerba del toro"**. Otra planta que era un tubérculo largo y delgado con ciertas prominencias, cuya planta no tenía tallo, solo tenía hoja larga y verde que crecía entre los bosques y peñas húmedas, me refiero a la **"calaguala"**.

Otro tubérculo muy usado por las mujeres para dolores de menstruación y procesos inflamatorios que también crecía en los mismos terrenos que la calaguala, pero sus frutos eran redondos y tenía la característica de las plantas trepadoras. En la comunidad la llaman **"la papa cimetona"**.

__Proceda a exprimir esas plantas lo más que pueda para que obtenga la mayor cantidad de jugo—le indiqué—y beba ese jugo hasta cinco veces al día para frenar a la enfermedad, mientras que consigue la plata para que se pueda atender en algún hospital. Al parecer su caso es algo más grave que una simple infección –le dije.

Transcurrió una semana y el enfermo volvió a mi establecimiento para contarme que ya se encuentra perfectamente bien. Había bajado la fiebre y las molestias urinarias.
__Entonces tómelo por un par de meses más— le dije—y ojalá que eso le solucione algún problema prostático que pueda tener.

CASO 2.- El niño padecía de una diarrea y vómitos de varios días. Cuando me lo trajeron parecía una bolsa con huesos. Mamaba poco y tenía los ojos hundidos.
__Ya le hemos dado todos los remedios para **"el mal de ojo"** – dijo la madre— También lo hemos sobado para **"el susto"** varias veces, pero en vista que no mejora nada, hemos decidido que usted lo vea.

__¿Por qué no me lo trajeron antes?—le pregunté—yo también curo "el mal de ojo" y "el susto".

__No tenemos platita—dijo la mujer—solo queremos que nos diga si todavía hay remedio y si no para ya no gastar.

__Su niño debe estar en un hospital—le dije—su estado de salud es muy delicado.

__Peor—exclamó la mujer—para eso se necesita mucha plata y ya no tenemos nada, solo le hemos traído unas cuantas frutas como regalo. No hay para pagar por medicina, somos muy pobres—agregó.

Por aquel tiempo no existía, ningún tipo de seguro por parte del Estado. Las personas pobres, se hacían más pobres enfrentando sus enfermedades o morían en su mismo domicilio y en las peores condiciones. Lo que afianzaba más la creencia en **"los males impuestos"**.

Algo se tenía que hacer, porque tampoco se debería dejar morir a un niño que podría ser un gran personaje en el futuro.

Aquí la importancia de las costumbres ancestrales aplicados justo a su momento y en el caso correcto:

Afortunadamente el niño no tenía nauseas, por lo que recordando las recetas de mi padre le recomendé hervir **poleo** (una planta poco conocida con tallos cortos, hojas gruesas y pequeñas).

__El agua de esta planta más el caldo de cuy, le da de beber poco a poco—le recomendé—durante todo el día. Además, debe machacar una pepa de palta, mezclar con arroz tostado, hervir y dar de tomar con un poquito de azúcar.

¿Cómo actuaban estos remedios? El cuy se sabe científicamente que contiene altas cantidades de proteínas, la sal y el agua contenidos en el caldo permitían la rehidratación del cuerpo afectados por las diarreas. La pepa de palta, aún se desconoce sus componentes, pero parece que junto con el arroz controlan de forma natural los movimientos bruscos del intestino y por lo tanto frenaban las deposiciones.

Recomendé a la madre que todos estos remedios les dé por una semana y luego que regrese con el niño para revisarlo.
La mujer cumplió con las recomendaciones y el día que me trajo al enfermo, la sorpresa fue mía porque vi a un niño diferente, sano, alegre, risueño y saltarín.

A esto le podemos llamar **"la medicina empírica"** o parte de **"la medicina tradicional"** porque no existen estudios científicos sobre sus efectos, pero al igual que otras prácticas ancestrales son buenos para la salud, no son agresivos al organismo y se les aplica como alternativa a los tratamientos médicos.

Yo aplicaba estos remedios como **"coadyuvante"** con los medicamentos convencionales, debido a que muchas veces no actúan solos, según los casos leves o graves. Los métodos marcaban la diferencia con los casos en que solo se aplicaba la medicina química por los efectos secundarios de estos últimos.

CASO 3.- TOCAR EL PULSO. Se desconoce de donde o en qué momento este método de tomar la mano para diagnosticar la enfermedad; tomó fuerza. Pero es de mucho impacto en las zonas rurales de Perú y forma parte de las creencias ancestrales. No hay estudios científicos sobre ello.

El supuesto diagnóstico era o es siempre contradictorio al diagnóstico médico porque lo hace una persona que desconoce la anatomía, fisiología y todo el proceso de las enfermedades. Entonces, sus resultados son siempre los mismos de las costumbres tradicionales con sus propios nombres y sus propias causas para sus propios remedios.

Pero, resulta que hay personas que le tienen tanta fe a esto que incluso pueden creer todo lo que aquella persona le diga, con solo tocarle la mano. Entonces yo le seguí el juego a las creencias para evitar que los enfermos sigan rumbos equivocados en su salud, pero mis diagnósticos y pronósticos eran los de la ciencia oficial.

Luego de algún tiempo y cuando yo ya contraté a médicos para que trabajen en mi establecimiento, me sorprendí al ver que uno de ellos también tocaba el pulso para hacer sus diagnósticos. Cuando le pregunté por qué lo hacía, me dijo que era de importancia conservar la fe de la gente— Porque cuando se los contradice en sus creencias, ellos pierden la confianza y eso es fundamental en la recuperación de la salud.

LA TERQUEDAD COSTO DOS VIDAS

Era una joven madre soltera de unos 30 años de edad. Según decían las voces populares, padecía de mucha fiebre y dolor de la barriga.

Ya pasaban muchos días y la gente seguía hablando de lo mismo: Siempre decían que era un **"mal daño"** porque todos los curanderos y sabios apuntaban a lo mismo, pero ninguno acertaba con la medicina. Harto de esto uno de los familiares solicitó mis servicios únicamente como para saber mi opinión.

Esa tarde tomé como de costumbre mi mochila con los aparatos de exámenes clínicos y me dirigí a la casa de la enferma. Un primo de ella la tenía sujeta por la espalda y todos los acompañantes posaban bien armados con su coca como es de costumbre para ser fuertes frente a los malos espíritus.

La mujer aun hablaba con dificultad, pero tenía la respiración agitada y, efectivamente, una fiebre fatal. Cuando me explicó cómo empezó todo, sospeché de un **aborto incompleto** o peor aún, un feto muerto dentro del útero. Entonces le pedí a los varones que salieran del cuarto quedando en el ambiente la madre de ella, para luego proceder al examen clínico.

Cuando descubrí el abdomen, efectivamente, estaba muy abultado. La palpación me decía que era una masa con matidez, la auscultación mostraba movimientos intestinales normales, por lo tanto, no podría ser un estreñimiento.

El hecho de no hacer deposiciones era por lo que varios días no comía nada, solo tomaba agua. El dolor no era de la magnitud de una obstrucción intestinal y además ya eran varios días.

Entonces, fui sincero con la madre y le dije que la enferma tiene un problema muy grave que requiere de un inmediato traslado para ser internada en un hospital porque es muy probable que un niño esté muerto dentro de su barriga "hablando en su propio léxico".
__Pero mi hija es soltera— reclamó un poco molesta—eso no puede pasar.

La enferma se avergonzó, lo noté cuando trató de ocultar algo. Entonces, procedí a hacerles saber que, debido al problema, está presentando una grave infección y dentro de poco las bacterias podrían invadir todo el cuerpo acabando con su vida.

__La enferma tiene que ser rehidratada urgentemente con sueros intravenosos y operada de urgencia—le expliqué—solamente eso le podría salvar la vida— advertí.

__Su papá ha dicho que no quiere saber nada con hospitales—dijo la señora— porque en las operaciones matan más rápido—agregó—por esa razón, lo estamos curando aquí nomas. Los curanderos han dicho que es un "mal ajeno" y que por lo tanto en ningún hospital la podrán curar.

__¿Dónde está el padre para explicarle?— le pregunté:

__No queremos que sepa que usted ha venido- contestó.

__Bueno, entonces hablaré con el curandero—le dije— porque aquí hay una grave equivocación que podría costar una vida, si no son dos.

__El curandero vive muy lejos- murmuró la señora.

Era común eso de viajar a grandes distancias en busca de un curandero. La situación era tan compleja que los pobladores tampoco creían o no tenían fe en los curanderos de la zona, hecho que les acrecentaba su gasto y su sufrimiento.

— En los hospitales la gente también muere—proseguí—pero son los de mucha gravedad que justo llegan cuando los casos son muy avanzados. Que pueda haber alguna mala práctica médica también eso es posible, pero son muchos más los que se sanan de graves enfermedades que los que mueren por el acto médico.

_Es una opción de vida—repliqué—pero, así como estamos no hay ninguna esperanza. Más bien que me perdone Dios, pero estoy casi seguro que ella morirá pronto si no es operada.

_Por favor reflexionen— agregue—no es nada del otro mundo saber que una mujer joven como ella pueda tener un aborto u otro problema parecido, pero lo que si sorprende es la manera como ustedes se cierran en sus creencias y las graves equivocaciones de los curanderos. ¿De qué otra manera quiere para explicarles?

_Lo vamos a pensar— dijo la señora con un acento de desafío o de despedida como para que yo deje de reclamar y me vaya por donde vine, es decir, fui burlado y despreciado por decir la verdad y reclamar por la vida.
Con un sentimiento de impotencia me retire, pero con una leve esperanza que, tal vez, reflexionen. Lamentablemente no fue así y la joven madre falleció cinco días después en una fatal agonía.

Supe que el día del entierro culparon a un joven de lo sucedido y hasta lo golpearon. Yo desconocía los motivos, pero es probable que se convencieron del feto muerto y que probablemente el joven era el padre o es que seguían cerrados en la brujería y pensaban que el joven lo mando a hacer.

UN DAÑO PARA MUCHOS AÑOS.

Era un niño de unos 10 años de edad que presentaba una temperatura de 40 grados con claros síntomas de desorientación y algunos episodios de epilepsia. Habiendo sospechado un cuadro de **"meningitis"** recomendé a los familiares que debe ser inmediatamente trasladado a un hospital, a fin de evitar mayores daños en su cerebro.

Debería administrar antibióticos de forma inmediata, pero por norma general de una atención primaria y en ese tipo de casos, muchas veces es recomendable no administrar calmante alguno a fin de que no parezca una mejoría y eso confunda a los familiares para que no cumplan con el traslado creyendo que ya el enfermo mejoró.

También es recomendable en ciertos casos mandar al enfermo con todos los síntomas iniciales para que el especialista tenga un mejor reconocimiento de la enfermedad.

Cuando regresé, luego de tres días, me enteré que el niño seguía en casa, no lo habían llevado. Entonces les expliqué a los familiares sobre los riesgos a los que estaban conllevando al enfermo, pero me dijeron que varios curanderos y personas entendidas en ese tipo de males han asegurado que es un **"mal viento"** y por lo tanto el niño está siendo sometido a todos los remedios y costumbres para ahuyentar al demonio.

Sentí el impulso de la indignación, pero traté de controlarme explicándole que las bacterias son animalitos que cuando entran al cuerpo se multiplican y pueden destruir nuestros órganos. Les dije que es raro que estas bacterias entren al cerebro, pero cuando esto sucede, causan los síntomas que presentaba el niño y de no curarse a tiempo puede quedar con una epilepsia de por vida.

Insistí en administrar un antibiótico explicándoles previamente sobre sus efectos, pero los familiares opusieron una férrea resistencia y cuando eso sucede, es mejor no insistir, aunque duela en el alma porque se toma el riesgo de ser denunciado, y por supuesto, que en mi caso; por no tener un título médico, me mandarían a la cárcel por años.

Entonces opté por retirarme. No sin antes volver a advertirle sobre las consecuencias de sus prácticas.

Por aquel tiempo, aun no existían las instituciones públicas de defensa del niño porque de existir, yo mismo hubiese hecho la denuncia contra los familiares.

Pasaron 15 días y supe que el niño ya estaba con ciertos comportamientos de conducta que explicaban el daño cerebral. Supe también que le sometieron a todo tipo de remedios y hasta ese momento ya estaban convencidos que alguien hizo la brujería. Yo me preguntaba ¿quién puede tener odio a un niño inocente?

Supe que los familiares sospechaban de casi todos los vecinos pese a que muchos de ellos se conmovían por la enfermedad y toda esa difícil situación, pero los curanderos y mal llamados "sabios" eran tan despiadados que eso no les importaba y seguían alimentando su aturdida hipótesis de **"el mal puesto"**.

Seguían recomendando a los familiares que no vayan a ningún establecimiento de salud, y, es más, les aseguraban que el niño sanaría con sus brebajes; por lo que el rechazo a los médicos y los hospitales seguía creciendo.

A los tres meses el niño había salido del estado de estupor y fiebre, volvió a levantarse de la cama, aparentaba estar sano por lo que los familiares y los curanderos celebraban su triunfo y hasta burlándose de la ciencia.

Los gastos del mal llamado **tratamiento** se habían acrecentado porque como era de esperarse, los falsos curanderos predijeron que el mal le seguirá a toda la familia. Recomendaron que todos deberán curarse previamente y llevar consigo sus respectivos **amuletos.**

Entonces los familiares muy convencidos, de esa **"realidad"** y viendo con sus propios ojos que el niño fue **"sanado",** no dudaron en vender sus animales y terrenos para pagar todo eso, porque los precios eran los de clínica particular.

Pasaron unos meses más y el niño presentó ataques epilépticos que le siguieron con frecuencia. Nuevamente los familiares recurrieron a los curanderos los cuales en medio de su peor ignorancia les dijeron que lo **"yaparon"**, una palabra muy común en las costumbres populares para referirse a la supuesta segunda o tercera vez que la persona recibe la pócima de "**la brujería"**.

Eso obligaba nuevamente gastar para pagar los precios exorbitantes, y así el problema se prolongó por unos años más. El enfermo tenía ataques frecuentes.

Entonces alguien volvió a buscarme, no por una consulta, sino porque quería saber mi opinión de todo esto que estaba pasando. Volví a decir lo mismo explicando detalladamente en su propio lenguaje todo el proceso de la enfermedad y el pronóstico del enfermo.

Hartos de gastar y sufrir, decidieron hacer el esfuerzo por llevar al paciente a un hospital donde luego de los exámenes de rigor, el especialista detectó descargas eléctricas anormales en el cerebro, típico de algún daño cerebral ocasionado con anterioridad.

El médico indicó el medicamento de rigor y para mala suerte, el niño presentó una reacción alérgica al producto, con picazón de piel y enrojecimiento de los ojos. Los familiares rechazaron de inmediato el tratamiento y otra vez volvieron a los curanderos, **"convencidos"** una vez más que la enfermedad no es para la ciencia.

Yo le hice saber que cualquier producto de farmacia puede producir esas reacciones y que eso es normal, pero que existen más de 40 tipos de medicamentos y se debería volver a consulta para que el médico recete otro producto.

Siendo la epilepsia una enfermedad crónica que, por lo general no tiene un tratamiento radical, el niño quedo así y tenía que vivir con los medicamentos respectivos que no siempre le controlaban los síntomas.

Las consecuencias finales de todo ese acto de rebeldía y desconocimiento fue que permitieron que la enfermedad dañe el cerebro del niño, gastaron su dinero inútilmente, siendo los curanderos los únicos beneficiados y por supuesto responsables directos de un problema de salud y que nunca podrían ser juzgados por la falta de leyes efectivas y bien reglamentadas.

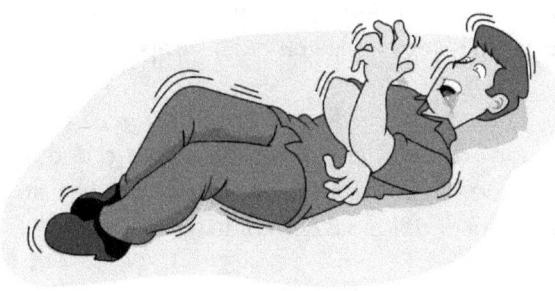

LA BRUJERÍA SACADA CON BISTURÍ

El enfermo era un muchacho de unos 30 años de edad quien llegó a mi establecimiento cuando presentaba una bola atrás de la oreja que le causaba terribles dolores en todo la cabeza.

__Me han dicho que es una brujería— dijo—muy preocupado y quejándose de dolor.

__El problema es que me han cobrado mucha plata y no tengo el suficiente dinero, por eso he venido, para que me coloques una ampolleta como calmante.

Cuando lo examiné, el bulto presentaba todos los signos de un absceso infeccioso. Inmediatamente le expliqué que su caso tenía que ser revisado por un cirujano para que le pueda extraer la infección.

__Pero me han recomendado que no vaya a los médicos—dijo—porque ellos no saben de las enfermedades de la gente del campo.

__Hermano—le dije—lo que tienes es una bolsa de pus debajo del cuero cabelludo. Lo que haría el médico será cortarlo, sacar esa pus y listo. Te calmará el dolor así de rápido.

__Un calmante te ayudará unas horas y otra vez te va a doler hasta que es posible que se reviente y todo ese pus se escurra, pero mientras tanto seguirás con ese dolor—le expliqué.

__Pero no quiero que me corten—contestó.
__No hay otra manera de sanar de ese dolor—le contesté— No es una brujería—agregué.

El hombre se cerró en la brujería y solo permitió que le coloque un calmante y se fue.

Después de 10 días regreso ya medio aturdido por el dolor.

—Ya me dieron remedios para la brujería—dijo—en vista que nada me calma y tampoco desaparece el bulto, he venido para que me des una solución, pero no me mandes al hospital porque ya no tengo dinero. Todo lo que tuve le he pagado al curandero como adelanto de su trabajo—dijo con tristeza.

El tumor ya tenía la piel pálida en la punta, lo que indicaba que estaba casi pronto a reventar.
No había otra solución más inmediata: cogí el equipo de cirugía menor y rápidamente hice una pequeña incisión que dejó fluir el pus a borbotones sobre un recipiente.
¡Me calmó! -exclamó el enfermo- me calmó! ¡qué alivio!
Procedí a terminar con la curación y solo le cobré 15 soles.
¡Te curé de la brujería! -- le dije—solo por 15 soles.

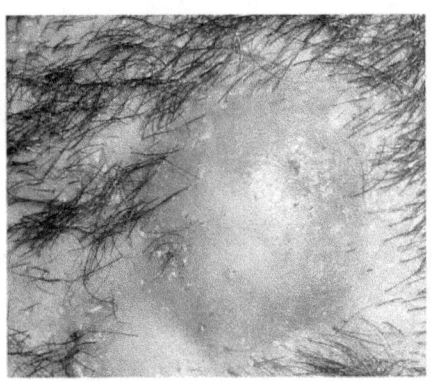

"LA PICADURA DE AGUA"

Palabra muy típica de las zonas rurales para indicar un problema de salud, que se produce cuando la persona presenta una herida que empieza muy pequeña y luego se hace más grande hasta perjudicar gran parte de la piel.

El enfermo era un hombre joven agricultor que presentaba una hinchazón en la mano derecha, que se fue tornando de color rojo luego morado y avanzó por el antebrazo, al brazo y casi llega hasta el hombro. El dolor era intenso y la fiebre insoportable.

Muy convencidos de sus costumbres, los familiares le aplicaron todo tipo de remedios caseros como emplastos de hojas verdes, cal y otros brebajes. Pero cierto día presentó una fiebre tan fuerte que se le secaba la boca y el brazo empezó a destilar pus.

La piel y los labios se le estaban poniendo morados por lo que muy asustados llegaron a mi establecimiento solicitando ayuda, diciendo que al hombre tiene **"una picadura de agua"** y que estaba a punto de morir picado de **"tabardillo"**

Esta última palabra también es muy peculiar para definir un síntoma de gravedad que conduce a la muerte. Muchas personas creen que el **"tabardillo"** es un insecto pequeño cuya picadura produce esos síntomas y signos.

El enfermo fue atendido en su domicilio donde se le aplicó una primera inyección de antibiótico que rápidamente disminuyeron los síntomas y luego fue trasladado al establecimiento de salud donde se le ayudó a drenar la gran cantidad de pus que estaba apretando la piel y destruyendo todos los tejidos.

Por su gravedad se le sugirió hacerse atender en un hospital donde permanecería internado por varios días y eso solo podía lograrlo viajando hasta Trujillo. Sin embargo, su falta de dinero y otras tantas dificultades le impedían hacerse esa atención.

Entonces, tuve que enfrentar la situación sometiéndole a seguidas curaciones y lavados antisépticos con el fin de extraer todo ese pus y tejidos muertos. El proceso era bien doloroso pero el hombre soportaba.

Cada día eran extraídas considerables extensiones de piel y empezaba a formarse el tejido nuevo que seguido del tratamiento antibiótico permitía la recuperación del miembro afectado.

Luego de casi un mes ya se empezaban a formar cicatrices y la nueva piel empezaba a tomar forma. La frecuencia de curaciones se empezó a disminuir y el enfermo ya se sentía más tranquilo. Al principio los familiares venían a verlo, pero luego como que se olvidaron y el hombre se acostumbró a vivir en el establecimiento donde tenía cama, comida y bebida gratis.

Permaneció así por casi dos meses y luego se retiró estando ya sano. Solamente le quedaba una dificultad en el codo donde el tendón había sido afectado, dificultando la extensión recta del antebrazo, pero todo fue volviendo a su normalidad mediante el ejercicio y su trabajo de agricultura.

A los seis meses el miembro había sanado en su totalidad por el mecanismo de autosanación del cuerpo y solo le quedaba una cicatriz en la flexura del codo.

Explicación: - El hombre se había lastimado la mano días antes y alguna bacteria ingresó por esa herida, alcanzó el tejido y luego se multiplicó produciendo todo un proceso conocido en el mundo de la medicina como **"gangrena"**.

Empeoró su enfermedad al dejar que pasen los días creyendo en sus costumbres. Un pequeño lavado de herida con simple agua y jabón le hubiese bastado para eliminar esa bacteria evitando de esa manera la postración y todas las consecuencias posteriores, es más, si en esos primeros días de la infección recurría a la ciencia médica solo hubiese necesitado algunos antibióticos y se hubiese puesto fin a todo ese proceso.

Queda demostrado el grave peligro que acarrean las costumbres ancestrales en la salud y la vida de quienes aún lo practican por el grave desconocimiento sobre las enfermedades y los adelantos de la medicina.

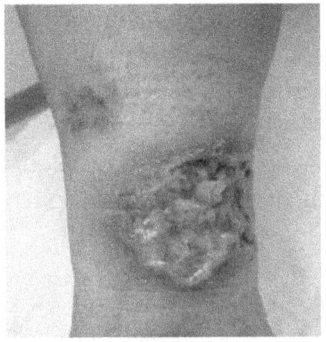

"CÓMO SABER SI UNA ENFERMEDAD ES BRUJERÍA"

Cierto día, y muy temprano, me visitó un hombre de porte campesino con su vestimenta típica de más o menos unos 45 años de edad. No era de la comunidad, lo sabía por sus facciones, yo nunca la había visto; era un desconocido. Pero no era una sorpresa porque siempre me visitaban personas así, para solicitar mis servicios.

__Vengo desde el otro lado de los cerros— dijo sonriente—he sabido que usted cura la brujería y también cura las otras enfermedades.

Bueno yo solo hago lo que aprendí de la ciencia y de lo que conozco sobre las costumbres de la gente del campo—le contesté.

¿cuáles son sus dolencias? –pregunté.

__No. Yo no estoy enfermo—contestó con otra sonrisa—solo vine a conversar con usted sobre las enfermedades, pagaré su consulta, dígame cuánto porque el tema es largo.

__Bueno, no acostumbro a cobrar por conversar—le contesté—yo puedo escuchar sus interrogantes, pero sucede que en cualquier momento llegan mis clientes y tal vez no pueda responder como usted desea.

__No importa—dijo—yo lo esperaré.

__Siendo así, dígame ¿por dónde empezamos? —le propuse.

¿Cómo se puede saber si un enfermo sufre de brujería? —preguntó.

__La brujería no existe—le aseguré de manera contundente.

__Sí existe—contestó.

__Que no existe—le repetí.

__Que sí existe.

__Bueno entonces si usted está seguro de eso, no hay sobre que conversar—le dije—porque todos tenemos la capacidad de aprender por más que sepamos mucho, en tal caso dígame usted ¿por qué cree que la brujería sí existe.?

CIENCIA MÉDICA Y BRUJERÍA

__Soy aficionado a curar con plantas medicinales—dijo—y he visto a mucha gente morir con raros padecimientos, pero también he curado a muchos otros cuando los médicos no pudieron hacer nada. También he sido testigo de muchos casos en que los curanderos han sanado de raros males, lo que confirma que la brujería sí existe—aseguró.

__Eso sí que está picante—le contesté—entonces usted es un curandero ¿y alguna vez ha cobrado mucho dinero creyendo que va a curar una brujería?
__¡Noooo!—exclamó—nunca hice eso porque yo solamente curo con plantas, pero sí he sabido de muchos otros que dicen ser muy buenos sabios y andan adivinando el futuro. Ellos si cobran muy bien y la gente les paga.

__Bueno pues –le dije—hay que tener en cuenta que la medicina es también un arte por su variada forma de actuar en la persona, por lo tanto, no es una ciencia exacta.

Nunca en medicina se puede asegurar o decir la última palabra, eso lo saben los más grandes científicos. Cualquier cosa puede afectar, pero también cualquier cosa puede curar. Pero, a ver cuénteme algunas evidencias—le propuse.
El hombre se acomodó en la silla y empezó:

CIENCIA MÉDICA Y BRUJERÍA

Cierta vez atendí a una mujer que estaba embarazada del **Inam** (arcoíris)— dijo—los médicos allá en el distrito habían ordenado que se tiene que ir a Trujillo para que los especialistas lo vean. Entonces sucedió que la familia no lo quisieron llevar debido a que no conocían la ciudad y la mujer tenía mucho miedo a ser operada, por ello solicitaron mi ayuda y fui a atenderla.

Tenía sangrado y dolor como de parto, pero su barriga no estaba grande como para decir que va a dar a luz. Entonces como es de conocimiento en el campo, siempre les da el Inam a las mujeres y nacen diablos con diferentes formas.

__Yo le di de tomar las **"siete plantas amargas"**, hervidas con los hilos de los siete colores del Inam (Arcoíris) porque así curaban nuestros antepasados esos males. Al poco rato la mujer voto un animal muerto con muchos ojos y la panza en forma de hígado, fue así, que se salvó de la muerte.

Eso indica que los médicos no saben de nuestras costumbres para curar esos males y todo lo ven operación, por eso es que la gente no quiere ser atendido por ellos—concluyó.

Supongo que una sonrisa se dibujó en mi cara porque el hombre me dijo que no estaba para bromas, la cosa es seria.

__Efectivamente—le contesté—la cosa es seria porque me sorprende una vez más la gran confusión que existe sobre las enfermedades. Pero usted me dijo que ha venido para saber— le dije—por lo tanto, ¿está usted dispuesto a escuchar mis orientaciones?

Claro—contestó—pero tomando las cosas con seriedad—advirtió.

Con toda la seriedad señor—le contesté y proseguí:

Ese problema de las mujeres no es el Inam, yo sé que ese nombre se le ha puesto al arco iris, pero créame que ese hermoso fenómeno natural no tiene nada que ver en tal enfermedad.

Mientras que nosotros lo llamamos el aire de Inam, la ciencia lo llama MOLA IDATIFORME, y se produce por una mala formación del feto, o sea del embarazo o mejor digamos, la placenta o **"ceno"** no se formó adecuadamente en el vientre de la madre por alguna razón del cuerpo de ella y otros tantos factores.

Entonces el útero que es la bolsa donde se forma el niño, lo toma como algo extraño y empieza a moverse y moverse como si fuera un parto para expulsarlo y lo expulsa.

Por lo tanto, sale como ojos y otras formas, pero no son más que la placenta en formación y el huevito donde el niño ya se estaba formando.

En este caso ni las "**siete plantas**" ni los "**siete hilos**" hicieron efecto alguno o tal vez ayudaron a mover al útero para que lo expulse más rápido. Hecho que podría causarle también una gran hemorragia, pero fue el útero el que expulsó al niño muerto o mal formado.

__¡Sí, la mujer sangró mucho!—exclamó el hombre.

¿Ve? —le dije—por poco se desmaya y muere y la familia le hubiese culpado de esa muerte. En cambio, en un hospital, los especialistas hacen un lavado de ese útero previa extracción de los restos fetales con equipos especiales y les dan su medicina adecuada para evitar la infección porque de lo contario, la mujer puede presentar fiebre y postración grave.

__Bueno, sí—dijo el hombre sorprendido—sí, efectivamente, la señora tuvo después mucha fiebre y se levantó de la cama después de un mes, ¡casi muere! —dijo sorprendido como recién entendiendo la verdad.

__Ahí está—le repliqué—esa es la gran diferencia entre la medicina tradicional y la medicina moderna frente a un mismo problema de salud presentado. Lo que hace la ciencia es estudiar los fenómenos que ocurren, demostrar una y otra vez que los resultados son los mismos y aplicar los sistemas de control que por supuesto cambian en el tiempo, pero con los mismos objetivos, de curar a la persona.

__Pero otra vez vi que una mujer dio a luz a un niño con cara de sapo—insistió el hombre—y eso si ya supongo que fue el diablo, al menos la familia lo tomó así, porque la mujer era muy mala persona. Pudo ser un castigo divino.

Recuerdo que esa vez todos se atemorizaron y hasta lloraron pidiendo a Dios por su perdón— aseguró.
__Siempre es bueno pedir perdón—le contesté— pero supongo que ese niño murió rápido.
__Sí...sí—dijo—murió ahí nomás que nació porque cuando lo vieron casi todos salieron del cuarto de la mujer, corriendo de miedo y otros llorando. La mujer se quedó desmayada del susto, menos mal que ese niño murió porque hubiera sido terrible criar a un hijo del demonio, imagínese y qué hubiera hecho con la humanidad.
Nuevamente, me venció la risa.

__Amigo mío—le dije—ese tampoco fue hijo del diablo sino un niño mal formado. Según la ciencia son pocos los casos, pero es una mala formación donde el niño nace sin cerebro y claro, parece tener cara de sapo. También hay otros casos donde el niño puede nacer con cualquier otra malformación; sin piernas, sin brazos y eso también se debe a muchos factores como por ejemplo el uso de medicinas durante el embarazo o tal vez el padre estuvo borracho cuando engendró al niño.
En fin, nada tiene que ver el diablo en esos temas.

Los niños con cara de sapo por lo general no llegan a su tiempo y nacen mucho antes de los seis meses por esa razón mueren al nacer o antes, causando un grave peligro a la madre.

__Sus explicaciones son muy buenas, pero no me convencen –dijo el hombre—Porque entonces ¿cómo es que la gente se sana con mis remedios, y además hay brujos que sí, realmente curan los males que los médicos no pueden? —insistió.

¿Usted conoce algún curandero, hechicero, sanador o brujo que haya curado todos los males? –le pregunté.
El hombre miro al techo tocándose la barbilla como tratando de recordar algo y luego contestó:
__No, claro que no, porque también he visto que muchos casos no se pueden curar—dijo.
__También, he visto incluso a los pastores religiosos que sí, han sanado a mucha gente de varios males.
¿Y en todas las veces? — le volví a preguntar.
__No—contestó—claro que en muchos casos no pudieron hacer nada.
__Sucede que existe un fenómeno en la medicina que se llama **"efecto placebo"** le expliqué—y consiste en que la persona cree profundamente en que eso le va a sanar y en realidad sucede.

Pero también existe ese otro lado en que la persona puede estar convencido que tal remedio no le hará efecto y en verdad no lo hace, por más que la medicina sea muy buena. Eso ya está estudiado por la ciencia, a esto le podemos llamar la fe o la **autosugestión.**

__Cierto—interrumpió—totalmente cierto porque a mí me ha pasado que cuando el enfermo llega como que con cierta desconfianza es por lo seguro que no pasa nada y muchas veces he dejado de atenderlo.
__Pero ¿cómo se explica el caso de los pastores que muchas veces curan sin usar remedio alguno? preguntó.

__Vuelvo a repetir que no en todas las veces—contesté—pero aquí estamos entrando a otro tipo de enfermedades que tienen el nombre de **"enfermedades psicosomáticas"**, una palabra impuesta por la ciencia para referirse a un buen grupo de síntomas que son creados en el cerebro, es decir, en la mente de la persona y que desde ahí se expresan en el cuerpo.

Se ha determinado que el 70% de todas las enfermedades que padece el ser humano tienen su origen en la mente.

Por esa razón es que ahora los estudiantes de medicina se vienen preparando en otros campos que se denominan "medicina integral o integrativa **(alma, cuerpo y mente)**, la cual es la manera de ver al enfermo como un ser total y no solo como algo material o puramente físico.

Pero existe una ciencia que ya tiene su propio campo de acción y que se llama **Psicología.** Lamentablemente son pocos los profesionales y son pocas las personas que usan este servicio, pero su principal función es lograr que la persona sea feliz porque solamente la felicidad también muestra buena salud, o en todo caso, cuando una persona es feliz es porque tiene pocas probabilidades de enfermarse, es decir, "**el sufrimiento es dañino para la salud**".

Por lo tanto, cualquier persona que tenga la capacidad de darle paz a esa otra persona que está sufriendo, es porque logrará calmar sus dolores.

El perdón por ejemplo está demostrado que libera a la persona del sufrimiento y por ende de muchas dolencias. La risa se está utilizando como método de curación porque permite la liberación de ciertas sustancias en el cuerpo que son capaces de calmar los dolores.

En cambio, el sufrimiento, el odio, el rencor, la pena, el sentimiento cuando permanecen por mucho tiempo en la vida de la persona, pueden causar múltiples males porque liberan venenos dentro de la sangre y esos venenos causan daño a nuestros órganos.

Hay enfermedades que ya son consideradas como **"psicosomáticas",** por ejemplo, la gastritis, el dolor de cabeza, la presión arterial, los dolores de espalda, etc.

Esta es la razón por la cual el mundo de la medicina es tan diverso y no existe una especialidad médica, un remedio que pueda curar todo, ni mucho menos un curandero o naturista que lo haga. Si hay alguien que cree curarlo todo es porque está muy equivocado o es un farsante que lo único que busca es sacarle el dinero a la gente.

La ciencia médica moderna es una opción, ¡solo una opción! y quizás las más veraz, la más eficaz en los casos agudos o crónicos por sus resultados rápidos, pero tampoco es la única. Sin embargo, eso no da razón para que se tenga que tratar de curar todos los males pensando que son brujería y mal viento.

Esos nombres o calificativos les dieron nuestros antepasados a sus dolencias mucho antes que sean descubiertos y estudiados por la ciencia, **entonces la ciencia los encontró, los estudió, los clasificó y les puso otro nombre, así de simple**.

Pero ese otro nombre sólo lo saben los profesionales, y recién la población común lo está aprendiendo a hablar y más bien aún siguen por lo más fácil, porque hasta esos nombres son difíciles de pronunciar para la gente —le expliqué—hasta para los estudiantes les dificulta aprenderlo.

¿Y eso que le llaman cáncer que es? —preguntó el desconocido.
__Puedo decir que es la misma brujería—le contesté—solo cambió de nombre; **brujería para la gente común, cáncer para la ciencia**. Pero dentro de esa palabra existe todo un mundo de subnombres según sus características y órganos afectados.

Es tan complicada la situación que para la gente le es difícil entender, entonces se niegan a los tratamientos, no lo siguen o simplemente no creen y vuelven a lo mismo: **"la brujería" y** es así como mueren en el más triste sufrimiento.

__A la tuberculosis y otros males contagiosos también lo han confundido con brujería. Muchos de los remedios usados por los curanderos son tan peligrosos que pueden producir distintos tipos de cáncer. Entonces los mismos brujos pueden usar estas sustancias para causar daño a la gente y esta cree que le dieron brujería en la comida o la bebida.

El hombre dilataba los ojos y hacía múltiples muecas, escuchando todo esto: unas veces como afirmando, otras como negando, pero lo cierto es que ponía todos sus sentidos para captar lo que yo le decía.
__¿Cuáles son esos remedios que producen cáncer? Preguntó.
__El azogue—le contesté—el azogue, ese frasquito chiquito como pedazo de lapicero de color plateado, ese que ustedes lo usan para curar el llamado "Aire de Huaca" que no es más que una grave infección en la piel producido por algún microbio que fácilmente se cura con antibióticos.

Pero que los falsos curanderos en medio de su cruel desconocimiento, le han puesto ese nombre y siguen gritando que es "un aire", hasta hacen creer a la gente que el azogue también cura la brujería, pero en realidad es el mismo mercurio, sustancia altamente dañina que produce un trastorno en nuestro cuerpo, el cual responde con todo un grupo de males.

Con tumores o bultos por alguna zona de la piel y raros dolores que causan una lenta agonía, eso es el cáncer amigo, el cáncer—le repliqué.

__ ¡Santo Dios! —exclamó—y yo que lo he tomado varias veces porque también me han dicho que es bueno para prevenir la brujería y que así nada malo nos puede pasar.

__Cuidado con la autosugestión—le advertí.

_ ¿Qué es eso? - inquirió

__Eso que usted está sintiendo en este momento: el temor, el miedo y la ansiedad de que algo malo le suceda. Usted está pensando que por haber tomado el azogue ya tiene el cáncer en su cuerpo y eso se llama "**autosugestión**" como le expliqué; la mente es la que manda.

Entonces, si la persona cree y siente que ya tiene tal enfermedad es muy probable que así sea, pero si, al contrario, cree que a pesar de todo no pasará nada, que todo estará bien, entonces, así también será.

Eso puede ser parte de la técnica usada por algunos brujos y falsos chamanes al igual que los pastores cuando le dicen: "**estás sano, estás sano**" y le repiten y repiten, le hablan de la fe y que sientan que ya están sanos y muchas veces lo logran y otras no.

Entonces todo puede ser bueno en esta lucha contra las enfermedades, pero lo que no es bueno es mentirse uno mismo o mentir a la gente con el fin de hacer creer algo a costa de dinero y hasta empeorando su salud. **Autosugestión para enfermarse y autosugestión para sanarse**— concluí.

__Pero entonces, ¿cómo actúan las plantas medicinales? —preguntó—realmente, ¿curan o no curan?

__Le contesto que sí, pero no—le dije— pues, en las plantas medicinales está la esencia de la medicina; la mayor parte de los medicamentos son extraídos de las plantas y luego procesados y unidos a otras sustancias químicas.

Sus efectos pueden actuar por sí solos, pero también pueden causar daño o no hacer efecto alguno, eso depende de muchos factores, es por esa razón que hoy se viene estudiando a fondo cada planta, pero igual se tiene que aplicar la ciencia partiendo de las costumbres ancestrales que ahí si es muy necesario, porque, por ejemplo: Si un enfermo está sufriendo de una gastritis y le das una bebida muy ácida. entonces de seguro que su problema empeorará.

Así mismo, si el problema no es grave, una planta medicinal puede solucionar sus molestias, así de fácil, pero, cuando el caso se complica, entonces se requiere de una atención más eficaz.

Por esa razón es que nace la ciencia médica frente a múltiples males que en los siglos pasados no se podían curar, y que por aquel tiempo se trataban con las plantas, los rezos y los sacrificios a los Dioses.

__Ahora entiendo que visitarle ha sido para mí de mucha importancia—dijo con un semblante de satisfacción— Con todo esto creo que tendré más precaución con mis clientes y mi familia.

Pero cómo hacer con tantas personas que cuando están enfermos primero van al sabio como para que les adivine si su mal es bujería o no y a veces ese mismo adivino le ofrece la curación o le mete el cuento de la brujería—preguntó.

Pues, muy fácil- contesté. Lo que debe hacer la gente es siempre **ir primero al médico y solicitar el diagnóstico de su enfermedad**, es decir; saber qué enfermedad tiene.

El médico, es al mismo tiempo, un investigador preparado para cada proceso, que busca encontrar el causante o culpable de algo, en este caso, de la enfermedad; para eso ha estudiado.

Para eso existen las especialidades: El médico general es el primer paso, este profesional arma la historia clínica y realiza un primer diagnóstico, muchas veces ahí mismo se identifica el problema y se aplica el tratamiento.

En otros casos, llega a un diagnóstico hipotético o sospechoso y entonces ordena los otros medios de diagnóstico como los análisis, las ecografías, radiografías y/o lo refiere a un especialista. Es así como la ciencia emprende toda una investigación sobre tal problema presentado.

Cuando no se encontró nada anormal o sea no hay rastros del causante del mal, entonces se usan ciertos medicamentos que también sirven de diagnóstico, por eso es que el médico realiza nuevas citas.

Cuando ya habiendo realizado todos los medios de diagnóstico y no se encontró nada; entonces, podemos decir que se trata de una enfermedad psicosomática y el enfermo debe tener una consulta con el psicólogo, es muy raro que, pese a todo esto, no se le encuentre nada al enfermo.

La gran mayoría de casos son detectados ya sea a tiempo o cuando ya está en fases avanzadas. Pero **cuando una persona muere sin haberse encontrado la causa, entonces comúnmente la gente cree que fue brujería** porque desconoce toda esta red de sistemas de la ciencia médica.
Por supuesto, también existen deficiencias en los profesionales de la salud, no todos ponen interés en encontrar un buen diagnóstico o por último no explican bien por falta de tiempo.

Por esa razón, casi siempre es necesario que, al igual que en un proceso judicial donde se busca un abogado, también el enfermo debe buscar un **guía**, uno que sepa seguir el proceso de diagnóstico y tratamiento final.

Este guía debe de ser un profesional que entienda esos lenguajes confusos y esos medios que permiten saber de qué se trata y cuál es la solución al problema, e incluso puede cambiar de médico o de establecimiento.

Haciendo todo esto, casi siempre se encuentra la gran respuesta a las interrogantes y la solución más inmediata y más efectiva, incluso más económica para la salud.

Pero cuando habiendo llegado a ese paso final y la conclusión de más de dos profesionales coinciden que el caso ya no tiene solución, entonces tampoco se debe insistir en la brujería u otro medio de solución, porque hay un final para todo y nuestra existencia no es eterna.

La muerte es la parte de un todo, un proceso de existencia que ni la ciencia hasta hoy logra entender.

Sin embargo, en esta difícil etapa los familiares también vuelven a caer en la estafa, porque creen que la ciencia falló, pero los curanderos o brujos pueden solucionar eso y otra vez se repite el círculo vicioso cuando algún traficante de la salud le ha prometido que lo va a curar y aprovechando el dolor de la familia otra vez le sacan el dinero como "exprimiendo" los últimos sencillos con diversas argucias, cuando en realidad esa persona morirá sí o sí y el charlatán asegura que lo "yaparon" o que "lo cruzaron"; en fin, no le falta mentiras para justificarse.

También puede ocurrir un hecho que llamamos "milagro" donde el enfermo vuelva a mejorar por sí solo, porque el único dueño de la vida es un todo poderoso y es aquel ser superior que puede remediar las fallas de una máquina que él lo creo y solo él lo conoce a fondo. Además, el cuerpo tiene el poder de auto sanarse, es decir, de curarse a sí mismo y para eso también fue diseñado.

Los ejemplos son claros; una herida leve se sana sola, un proceso infeccioso pasa a veces sin medicamento alguno porque el cuerpo vence a la enfermedad mediante su mecanismo de defensa en primera fila como son las fiebres, las diarreas y la tos. Entonces podemos asegurar que la ciencia médica solo ayuda a ese sistema de auto sanación y eso también hacía la medicina tradicional.

También existen las llamadas "enfermedades huérfanas" que son un mínimo grupo de casos que se presentan en muy raras veces y en un mínimo grupo de la población. Esos males pueden causar daño a sus víctimas por la misma falta de medios y materiales debido a que por ser casos poco frecuentes, la ciencia carece de los medicamentos.

En conclusión, respondiendo a su pregunta; para saber si el enfermo tiene brujería o no, lo primero que se tiene que hacer es pasar por el médico y hacerse todos los medios de diagnóstico, si no se encuentra nada entonces podemos decir que es una enfermedad psicosomática y no una brujería, porque ni la ciencia ha podido encontrar algún rasgo histórico sobre cuerpos que hayan muerto embrujados, lo que confirma que solamente es una creencia.
__Una última pregunta—propuso el desconocido.
__Diga nomas—contesté.
¿Por qué Dios puso enfermedades y por qué le gente tenemos que morir? —preguntó como tratando de dejarme fuera debate.

__La respuesta es muy amplia —le contesté— mejor digamos que para entender eso tenemos que estudiar mucho, leer mucho por toda la vida y ni aun así tendremos una respuesta concreta porque nuestra ciencia todavía está en sus fases de inicio.

Desde que se empezó el estudio científico de la medicina, allá por el siglo XV, han pasado más de 600 años y como usted verá la gente aun cree en la brujería como si todavía estuvieran viviendo en aquel siglo—le expliqué.

Se ha demostrado que las enfermedades, los accidentes, las catástrofes y tragedias son **un mal necesario** porque si el ser humano no muriera, entonces seguiría una reproducción tremenda y faltaría espacio en la tierra, hasta comida y otras necesidades. Entonces como que la muerte mantiene un equilibrio.

La misma naturaleza nos enseña con hechos contundentes; cuando abundan las ratas son necesarios los gatos, cuando abundan los insectos son necesarias las aves y otros depredadores. Pero, además, como que hay una ley universal que obliga a que todo lo viejo desaparezca para dar paso a lo nuevo.

Lo que sí es lamentable es la forma como se presentan nuestras enfermedades hasta terminar con la vida, pero llegará el día en que la misma ciencia descubra una fórmula donde el ser humano decida cómo y cuándo morir porque ya se está trabajando en la creación de una nueva raza humana que tenga resistencia a todas las enfermedades. Hay una nueva ciencia que se llama **"ingeniería genética"** que busca transformar nuestra existencia—concluí.

__ ¡Bravo! —gritó el hombre levantándose de su silla—eso es lo que toda la gente debe saber para que eviten gastar inútilmente, pero, ¿por qué usted no convoca a una charla?, una reunión, no sé, dónde en grupo la gente escuche todo esto y reflexione—propuso.

__Por la sencilla razón de que a la gente no le importa la prevención—le contesté—ya lo he intentado en varias ocasiones, pero son pocos los que van o nadie acude.

La gente le interesa muy poco su salud y solo se acuerdan cuando les duele y están muy graves, de lo contrario no. Entonces cuando ya llegan con sus molestias yo aprovecho para aconsejarlos y orientarlos, como que así aprenden más.

EL ANCIANO QUEMADO

Vivía solo desde que falleció su esposa con la que no tuvieron hijos. Decía curar ciertos males aplicando el mismo método del curandero común que tomaba el pulso, chacchaba coca y ofrecía adivinar el futuro o la causa de las enfermedades. Por lo tanto, no fue ajeno a ser visto como brujo o hechicero por parte de la misma agente a quien ciertas veces servía.

Un día su cuerpo amaneció carbonizado entre los escombros de la misma chocita donde vivía, haciendo suponer que hombres aturdidos en su desconocimiento y convencidos de su fatal creencia, premeditaron el asesinato y prepararon todo lo necesario para saciar su odio mal fundado.

Únicamente se encontraron partes de su cuerpo y ropa porque el resto fue consumido por el fuego. Nadie pudo ver ni saber nada porque la choza quedaba en un lugar un poco escondido del campo entre piedras y hendiduras. Familiares lejanos decidieron no hacer denuncia alguna, por lo que todo quedó impune.

No es el único caso, en el mundo existen varios otros similares, donde igual se sigue la falsa creencia que existen brujos a quienes hay que quemarlos como para eliminar su hechicería.

Pero también ha habido personas inocentes acusados de haber mandado a hacer brujería a tal o cual persona por el simple hecho de que alguien confundido con su misma creencia, ha dicho adivinar los secretos y a cambio de dinero ha mencionado nombres o características personales de alguien.

También he visto momentos en que la persona moribunda, ya con un cerebro en decadencia, ha visto o hablado cosas, como pronunciando el nombre de alguien, justo antes de morir y esto ha sido confundido por los familiares que han creído que murió por brujería y que esa persona a quien mencionó en su agonía, le hizo el hechizo. Es más, hasta el Alzheimer y el Parkinson también han sido confundidos con brujería.

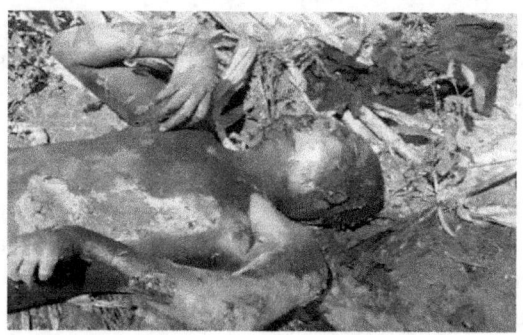

EL AYUDANTE DE UN ESTAFADOR.

Cierta vez estuve conversando con un caballero acerca de las falsas creencias y el daño que ocasionan a la salud y la sociedad.
__Eso es cierto—dijo el hombre—a mí me consta porque fui ayudante de un falso curandero o mejor dicho de un charlatán que ganaba mucho dinero haciendo creer a la gente sobre eso de curar, de sanar chacras, hacer brujería todo eso.

"Cierta vez viajamos como de costumbre a la sierra, porque es ahí donde la gente tiene más creencias. Entonces nos instalamos en un hotel y salíamos a conducir un programa radial por una hora donde le metíamos todo tipo de argumentos con cartas falsas para que la gente crea que sí somos buenos en nuestro trabajo.

Un día nos visitó una pareja de ancianos y nos contaron que a un alcalde se le dio por pasar una carretera por su terreno y que ellos se oponían. Entonces querían que les hagamos un trabajo mágico a fin de que la autoridad cambie de opinión y pase la carretera por otro lado.

Pues mi compañero les dijo que eso sí era posible, pero les cobró un buen monto de dinero, bajo la condición que tenían que pagar la mitad y la otra parte cuando vean que efectivamente ya se hizo realidad.

Los ancianos dijeron que ese día no tenían el dinero, pero prometieron regresar al día siguiente y así fue; llegaron y entregaron el dinero y muy contentos agradecieron de antemano. Por supuesto, nosotros no hicimos absolutamente nada más que pasarnos las horas jugando casino y paseando por el pueblo.

Para sorpresa, nuestros clientes llegaron días después con el resto de dinero y muchos regalos agradeciéndonos infinitamente por el buen trabajo y prometiendo que enviarán a otras personas para que podamos solucionar los diversos problemas que tenían.

Nos contaron que la obra había sido paralizada y que una de las maquinas había sido llevada en un camión; lo que hacía suponer que se produjo un desperfecto y que la construcción fue suspendida por algún tiempo.

Nosotros recibimos el dinero y en esos mismos días nos regresamos, porque ya se suponía que el alcalde arreglaría sus máquinas en cualquier momento y retomaría la obra.

__Esto confirma que la gente cree a ciegas—expresó—y muchas veces solo es una coincidencia que confirma algo, pero en realidad no fue nada.

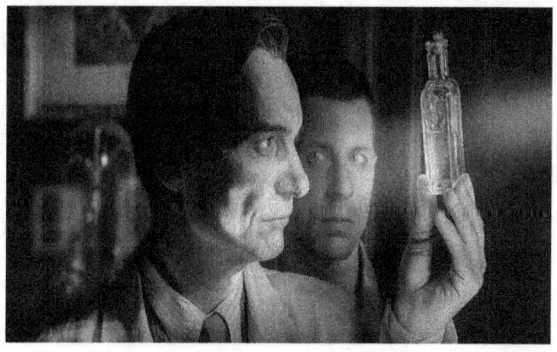

UN FALSO ADIVINO CAE EN SU MISMA TRAMPA

Una humilde mujer ya convencida que no hay ni brujería ni "mal viento"; cierta vez, me contó que frente a una enfermedad recurrió a los servicios de un adivino o curandero de esos que llegan a los pueblos pequeños, se instalan un día, dos días o a veces semanas o meses y se hacen llamar maestros o hermanos; hablan mucho de Dios y tienen un verbo florido para embaucar.

__Decía que en la palma de la mano se podía leer todo—dijo la mujer—mi esposo sufría de dolores de huesos y los médicos solo le ponían calmantes y nada más por lo que acudimos al señor a ver que dice.

__Cuando mi esposo le enseñó su mano, el hombre, la tomó, cerró los ojos y empezó a decir casi todo lo que nos había pasado y hasta de las enfermedades que yo también tenía.

Eso nos sorprendió mucho y nos llenó de esperanzas porque dijo que con sus medicinas nos podría curar todo y hasta sanar nuestra casa y animales para que no se mueran. Además, como nos dijo que era una brujería, nos prometió entregarnos un amuleto para cada uno por lo que decidimos hacer trato con él.

Todo estaba listo, solo nos faltaba sacar la plata, contarlo y entregar la primera parte tal como lo pidió y justo ese día habíamos vendido un toro.

Pero como que Dios nos protegió de este mal hombre cuando él mismo en su forma de hablar como loro nos dijo que él lo sabía, que ya antes habíamos recibido la medicina de otro curandero que nos sacó mucha plata y que no nos pudo sanar.

Fue ahí que nos dimos cuenta de su falsedad, porque nosotros nunca antes habíamos recurrido a ningún otro curandero, debido a que casi no sufríamos enfermedades. Entonces le dijimos que es un mentiroso más y nos salimos de su cuarto.

ENTRENADO PARA MENTIR.

Cierta vez cuando aún yo niño, presencié un hecho por demás sorprendente: Un hombre de ropa oscura acompañado de una mujer se colocaron en la plaza del pequeño pueblo llamando la atención a todos.

El caballero decía ser un adivino que podía ver más allá de lo que puede hacer la gente común y prometía curar de cualquier hechicería con sus poderes mágicos.

A fin de demostrarlo en vivo, se colocó un trapo negro sobre los ojos que la mujer lo amarró bien hacia atrás a la nuca y así con los ojos vendados seguía gritando que en pocos minutos los presentes podrán ser testigos de la calidad de su trabajo. Eso motivó a la gente para que se ubicaran aún más a su alrededor.

En ese momento le pidió a la mujer que quitara el sombrero a cualquier persona de entre la multitud. Una vez que la dama ya tenía la prenda se alejó de la persona y luego le preguntó al hombre vendado que le responda, ¡donde esta exactamente el dueño del sombrero!

La mujer daba vueltas y vueltas preguntando y apuntando a la gente con el sombrero en la mano mientras el hombre le respondía: "¡Ahí no, ahí no!"; hasta que llegó al dueño del sombrero y el adivino respondió con toda certeza que esa persona era el dueño de la prenda.

La escena se repitió una y otra vez con diferentes personas, pero con el mismo resultado. Esto terminó por convencer a todos los presentes que el hombre era realmente un "adivino".

Por supuesto que yo, aun siendo niño, me puse a pensar ¿Cómo pudo hacer eso? Y llegué a la conclusión que solo fue un entrañamiento previo entre ambos que consistía en que la mujer preguntaba la cantidad de veces previamente acordada y el número cinco, seis o siete era la afirmativa. Por lo tanto, el hombre gritaba con toda seguridad que ahí estaba el dueño del sombrero.

La pareja se quedó en el lugar por algunos meses; se sabía que los clientes le llegaban "en mancha" porque estaban "convencidos" que era un buen curandero. Su centro de atención era en una casita de campo proporcionada por unos familiares.

Años después, cuando yo ya me dediqué a atender los casos de salud por la zona, una señora me contaba que el hombre tenía la costumbre de pedir a sus clientes que le lleven un huevo.

Les decía que eso sería necesario para que se pueda saber si su enfermedad es natural o es una brujería. Para eso se tenía que sobar por todo el cuerpo del enfermo; luego se rompía el huevo y si salía sancochado indicaba brujería. Por el contrario, si salía normal entonces la persona estaba sufriendo una enfermedad natural. Por supuesto que ese trabajito tenía un costo elevado.

Sin embargo, el hombre ya tenía todo preparado: usaba una jeringa llena con vinagre que en un pequeño descuido del cliente inyectaba el líquido al interior del huevo y luego aplicaba el sobo.

Cuando rompía el cascarón efectivamente el huevo salía sancochado lo que aprovechaba para demostrar que la persona tiene una brujería, sacándole buen dinero por el supuesto tratamiento.

Mucho tiempo después, encontré al hombre en la misma vecindad de la ciudad donde ahora vivo y reconocí casi de inmediato los gestos al momento de hablar y su manera de convencer. Ya estaba viejo y acabado, pero según se sabía, seguía viajando a los pueblos de la sierra para atender a los enfermos bajo la misma modalidad de engaño.

Sufría según él, de enfermedades crónicas y visitaba mi actual establecimiento, pero todo apuntaba a que solo buscaba sonsacarme algunas explicaciones que les servirían para alimentar sus artimañas.

CURANDERISMO Y MEDICAMENTOS

Un fenómeno que crece cada día con sus graves consecuencias en la salud pública, es el uso indiscriminado de medicamentos en aplicación simultánea con los brebajes y productos naturales usados por los curanderos y falsos chamanes.

Medicamento; es una sustancia química elaborada por especialistas en el ramo, generalmente químicos farmacéuticos. Estos profesionales estudian cinco años en las universidades y se someten a muchas pruebas de entrenamiento en los laboratorios a fin de conocer la composición, acción, dosis, toxicidad y reacciones de estos productos.

Son, por lo tanto, las personas idóneas para orientar al enfermo sobre el uso responsable del producto de acuerdo a la prescripción médica.

El medicamento está preparado para ser administrado según su presentación: "pastilla, ampolla, supositorio, jarabe, etc, etc,".

Su dosis se establece de acuerdo al peso del enfermo, su estado de salud y otros factores de suma importancia. En todo esto también influye la frecuencia de cada dosis por día, el tiempo total del consumo y la respuesta de cada persona que casi siempre es diferente.

Todos estos productos presentan ciertos fenómenos en su acción sobre el cuerpo que necesitan de un profesional preparado para manejar los diferentes casos.

Muy a parte de su acción esperada para calmar o curar una enfermedad, pueden también al mismo tiempo producir reacciones alérgicas y hasta efectos graves mucho más, si no se le establece la dosis adecuada.

Un profesional técnico en salud con tres años de preparación tiene por lo menos nociones sobre los medicamentos.

Por el contrario, una persona que desconoce hasta la anatomía y fisiología del cuerpo humano; expone al enfermo a múltiples peligros contra su salud al administrar productos que desconoce.

Los daños pueden ir desde gastritis, descalcificación, alergias, intoxicación, cambios de conducta, hasta muerte. En ciertos casos puede resultar beneficioso al hacer un buen efecto, pero otras veces puede ser un gasto inútil al ser administrado de manera equivocada.

Conocí el caso de una mujer de unos 55 años de edad que consumió un multivitamínico que contenía una sustancia denominada "ciproeptadina".

Es un medicamento de la familia de los antihistamínicos con gran efecto sobre el sistema nervioso que produce sueño. Por recomendación de un curandero la mujer había tomado ya tres frascos del producto de forma seguida.

Los familiares solicitaron mis servicios debido a que la enferma no podía levantarse de la cama: cuando llegué a la casa vi que la mujer tenía los labios secos y hablaba con cierta dificultad.

No tenía dolor alguno ni otro síntoma que permita sospechar algún proceso infeccioso, pero sentía un gran decaimiento y sus músculos parecían no responder con normalidad al esfuerzo. Los familiares tenían que hacerlo sentar sobre la cama y sostenerlo.

No habiendo encontrado causa alguna como para iniciar un control o tratamiento estuve a punto de darme por vencido; pero se me dio por preguntar qué es lo que consumió en los últimos días y grata fue mi sorpresa cuando me enseñaron los dos frascos del jarabe ya vacíos y el otro que aún estaba tomando.

El gasto fue además inútil debido a que la mujer tenía sobrepeso y no presentaba síntomas o signos de una deficiencia de vitaminas.

EL DÍA QUE YO ENFERMÉ

Pasó el tiempo y me di cuenta que había olvidado mi meta de seguir estudiando. Un día decidí dejarlo todo y volver a la ciudad, no podía seguir esperando más tiempo. Ya tenía algo de dinero, mucha preparación teórica y práctica; y por supuesto, juventud.

Entonces con mucha pena, una tarde entregué todo a la comunidad y me retiré por el mismo camino por donde un día llegué. Era el mes de julio. Yo tenía previsto ingresar a algún instituto para la carrera de tres años o intentar ingresar a la universidad.

Una vez ya establecido en la ciudad de Trujillo me enteré que el ministerio de salud estaba lanzando una nueva convocatoria para ocupar plazas vacantes, por lo que otra vez busqué algunos "padrinos" que me ayudaran a entrar influenciado por algunos amigos que también postulaban. Fue así que presenté la documentación respectiva y como tenía unos días de espera para luego dar el examen, nuevamente regresé a mi pueblo.

Estando ya de regreso en la ciudad listo para la prueba, una tarde sentí un dolor abdominal que fue empeorando más y más. Hasta que ya por la noche sospechando una apendicitis me fui al hospital Belén donde los médicos del servicio de emergencia me examinaron, me hicieron unos análisis, me colocaron un analgésico y dijeron que todo estará bien.

El dolor no calmó en su totalidad, pero creyendo en el pronóstico médico, traté de estar tranquilo y esperar a que pasara. Sin embargo, al siguiente día iba empeorando más; era un domingo con atención restringida en los hospitales.

Entonces, yo mismo me inyecté un analgésico para soportar el dolor creyendo que solo era un problema pasajero porque los médicos descartaron una apendicitis. Además, al día siguiente era el examen de conocimiento para ocupar la vacante laboral, por lo que tenía que estar bien o por lo menos soportar hasta ese día.

Mas tarde sentí una sensación de rotura dentro de mi abdomen y el dolor se acrecentó aún más.
Era una **peritonitis**. Pedí a mis familiares que de alguna forma me trasladen al hospital. A las justas salí por la puerta cogiéndome la barriga.
Esa misma tarde fui internado y los médicos me aplicaron un analgésico potente que me dejó totalmente calmado. Le dije que me dejaran ir porque al siguiente día tenía que dar un examen de trabajo y que después me operen; era mi última oportunidad de entrar al ministerio o al menos yo así lo creí.

Por supuesto que mi pedido fue rotundamente negado, mi vida estaba en un grave peligro, pero mi futuro laboral también. La vida era más importante y, por lo tanto, esa noche fui operado.

Lejos de la familia, solo contaba con la ayuda de las enfermeras y una amiga fiel que se sumó a mi cuidado. Mis padres ni se enteraron.

Amanecí en la sala de infectados con todas las dolencias posteriores a una intervención quirúrgica. Estuve 15 días hospitalizado debatiéndome entre la vida y la muerte. Fue ahí que me di cuenta que cuando el enfermo no pone de su parte simplemente la muerte es segura.

Luego me sacaron a una casa de otros amigos y de ahí a los tres meses regresé a mi pueblo con las secuelas de una operación. **Fue la última vez que intenté ingresar al Ministerio de Salud; como que la vida me tenía reservado otros caminos.**

Entonces volví a la ciudad en marzo del año siguiente y retomé los estudios esta vez, solo una carrera de tres años con sus propias dificultades que tienen historias diferentes, pero apuntan a lo mismo.

Al terminar la carrera regresé otra vez a la comunidad. Aprendí que el profesional debe permanecer donde más lo necesitan. Con mucho más conocimiento seguí luchando contra las enfermedades. En esa nueva etapa existen otras tantas anécdotas en el trabajo, otros tantos casos atendidos que las escribiré en otra obra de esta serie de libros.

En esta nueva temporada construí mi propio establecimiento de material rústico con amplios espacios donde también instalé mi vivienda familiar. Abrí ambientes de consultorio, tópico, farmacia, observación de pacientes, sala de espera, laboratorio y contraté a médicos y otros profesionales para que trabajen conmigo.

Dados mis conocimientos por haber leído tantos libros y haber atendido tantos casos, cuando me reunía con los médicos tratábamos diversos temas de salud como dos colegas y hasta varias veces tuve que enseñarles algunas técnicas. Volví a retomar las coordinaciones con el Hospital de Coina, por lo que las atenciones cobraron fuerza y ya no estaba solo.

Estos relatos solo representan a una mínima parte de todas las actividades que realicé en más de 30 años de trabajo. **No puedo olvidar muchos de ellos como el caso del sordo que volvió a escuchar después de 5 años, cuando lo único que hice fue sacar de sus oídos un tapón de cera y sangre.**

Muchos triunfos de la medicina convencional que yo representaba en medio de todo el escenario, pocas derrotas frente al desconocimiento.

Casi siempre utilicé a los caballos como medio de transporte por la razón que en esa época no existía otra manera de trasladarse. No tenía horarios, podría no atender un solo caso durante el día, pero había noches que regresaba al amanecer o salía con los rayos del día hacia lugares lejanos.

Fueron y siguen siendo tantos los casos donde la confusión por parte de las poblaciones, ha causado muertes y sufrimiento humano, hasta odios, venganzas, denuncias y asesinatos, pero lo que más me impactó por lo complicado del tema fue la llamada "**brujería**", dados sus atroces consecuencias en las mentes de la sociedad.

MI RETIRO DE LA COMUNIDAD

Tuve como meta convertir a mi establecimiento en una clínica campestre, pero por aquel tiempo olvidé un detalle que me hizo cambiar todo; "**la educación de mis hijos**".

Pese a que la modalidad curricular escolar era la misma de todo el país, la metodología o forma de enseñanza era inferior por múltiples razones. Entonces mis hijos no hubiesen podido competir con los niños de la ciudad en los concursos de admisión a las universidades.

Una empresa radial me contrató como periodista de oficio y aproveché ese momento para dejar todo mi proyecto con la más onda nostalgia. Sin embargo, el establecimiento siguió funcionando con personal contratado, aunque no fue igual.

Mucho antes de retirarme, el Estado puso en funcionamiento sus puestos de atención primaria que hasta ahora siguen mejorando en implementación. Establecimientos particulares también se han abierto en toda la zona, por lo tanto, vi que mi presencia dejó de ser fundamental y eso consolaba mi pena.

Sin embargo, las enfermedades siguen su curso y, claro, la población también aumentó de forma considerable.
 El curanderismo hasta se multiplicó porque muchos brujos y brujas curanderas autodenominadas, maestros, hermanos y hasta llamados "doctores" llegan de diferentes partes del país ofreciendo curar todos los males.

La gente sigue creyendo en la brujería porque los falsos profetas usan las radios locales para difundir sus increíbles métodos de convencer a los incautos que **"el mal daño"** sí existe, cuando en realidad ni ellos mismos están convencidos de eso, porque saben muy bien que sus remedios no curan y, si algún efecto benéfico encontró el enfermo, es por **el efecto placebo** bien estudiado por la ciencia pero que de eso los falsos no saben nada.

Además, nunca han leído algún texto sobre anatomía humana o fisiología.

Los incautos siguen gastando mucho dinero, empeorando su enfermedad y van a los hospitales cuando el mal está avanzado. Muchos de ellos mueren y la familia se queda con esa misma idea **"que fue una brujería" y que por esa razón los médicos no pudieron hacer nada"** y así se sigue difundiendo el miedo a los hospitales y las prácticas médicas.

Lamentablemente, en mi país no existe una ley que sancione o prohíba estos malos actos, porque está garantizado el libre ejercicio de la medicina tradicional, una ley que al parecer no está debidamente regulada, resultando una puerta de entrada para todas estas malas prácticas.

Más bien sí está prohibido bajo pena de cárcel el llamado "ejercicio ilegal de la medicina", dándole solamente al médico la facultad para diagnosticar y tratar las enfermedades.

Esta facultad obligaría que existan consultorios en cada esquina de las ciudades y por lo menos un médico en cada comunidad recóndita del país. Pero, al contrario, existe una gran deficiencia de estos profesionales dentro de los mismos hospitales, lo que permite que la población vuelva a sus creencias y costumbres exponiendo su integridad y su vida. Todo esto hace aún más difícil el tratamiento y control de las enfermedades comunes.

Actualmente cuento con un centro de atención en la ciudad de Trujillo-Perú, donde sigo brindando mis servicios a quienes lo solicitan. Las personas de ciudad no escapan a las creencias sobre **"el mal puesto"** pese a los adelantos tecnológicos en comunicación, pero con menos frecuencia gracias a la actividad médica y servicios de asistencia públicos y particulares, que, junto con las boticas y farmacias, forman un conjunto de medios que permiten una atención de cierta forma rápida a la persona enferma.

Sin embargo, existe otro fenómeno; **"la automedicación"**. Un problema de salud pública que consisten en que el mismo enfermo se pone su diagnóstico y su respectivo tratamiento basado en lo que le conto algún familiar o amigo. Entonces acude a las boticas o farmacias, compra y consume.

Esta práctica también somete al individuo a gastar inútilmente y empeorar su salud. Por supuesto que también aparece como el resultado de una falta de atención oportuna en los establecimientos públicos que enfrentan sus propias deficiencias de personal, insumos y materiales, seguido del desconocimiento sobre la enfermedad y el uso responsable de los medicamentos.

Tal como lo anunciamos en las primeras líneas de esta obra; la información médica está limitada para la población común porque la literatura solo está hecha para profesionales mas no para la población. Es por tanto necesario una transcripción o traducción literaria. **Un compromiso que cumpliré con mis lectores, al poner a su disposición un siguiente libro sobre este tema, empleando un lenguaje popular.**

ESTA OBRA SE TEMINÓ DE ESCRIBIR EN AGOSTO DEL 2022-PERÚ.

MMMMMMMMMMMMMMMMMMMMMMM

www.ingramcontent.com/pod-product-compliance
Lightning Source LLC
Chambersburg PA
CBHW050330220526
45465CB00012B/280